HEYNE <

Lumira
Anna Stadler

BEAUTY-TAPING

Das natürliche Anti-Aging-Programm für ein strahlendes Aussehen

WILHELM HEYNE VERLAG
MÜNCHEN

Die in diesem Buch vorgestellten Informationen und Empfehlungen sind nach bestem Wissen und Gewissen geprüft. Dennoch übernehmen die Autorinnen und der Verlag keinerlei Haftung für Schäden irgendwelcher Art, die sich direkt oder indirekt aus dem Gebrauch der hier beschriebenen Anwendungen ergeben. Bitte nehmen Sie im Zweifelsfall bzw. bei ernsthaften Beschwerden immer professionelle Diagnose und Therapie durch ärztliche oder naturheilkundliche Hilfe in Anspruch.

MIX
Papier | Fördert gute Waldnutzung
FSC® C004378
FSC www.fsc.org

Penguin Random House Verlagsgruppe FSC® N001967

3. Auflage
Originalausgabe 10/2021

Redaktion: Dr. Diane Zilliges
Fotos: © Nikolai Weidner
Fotos auf S. 10 / 143: © Ellen Roj
Umschlaggestaltung: Guter Punkt, München
unter Verwendung von Fotos von © Nikolai Weidner
Satz und Layout: Guter Punkt, München
Druck und Bindung: PBtisk a.s., Příbram
ISBN 978-3-453-70411-4

www.heyne.de

INHALT

»Neun Zehntel unseres Glücks
beruhen allein auf der Gesundheit.«

Arthur Schopenhauer

VORWORT

In der Menschheitsgeschichte hat es schon erstaunlich viele Schönheitsideale gegeben, die besagen, wie ein Mensch – insbesondere eine Frau – auszusehen hat, um in der Gesellschaft anerkannt und akzeptiert zu werden. Betrachtest du Gemälde oder Skulpturen von berühmten Persönlichkeiten einer Epoche, wirst du schnell merken, dass alle dem jeweiligen Schönheitsideal folgen.

Vielleicht denkst du, dass jedes vorgeschriebene Konzept für Schönheit eine ziemlich oberflächliche Sache ist. Tatsächlich aber hat das Streben nach einem Schönheitsideal viel mit unserer menschlichen Natur zu tun. Es besteht nun einmal eine große Affinität zwischen den Geschlechtern, und wir wollen die besten Gene an unseren Nachwuchs weitergeben. Deshalb versuchen wir, den optimalen Fortpflanzungspartner zu finden – und der entspricht eben meist dem gerade gängigen Schönheitsideal. In vielen Epochen waren üppige Frauenkörper mit wohlgeformten Kurven das Erstrebte. Gegenwärtig huldigen wir eher dem Schlankheitsideal und der ewigen Jugend. Faltenfrei bis ins hohe Alter.

Schönheit hängt für uns aber auch unmittelbar mit Gesundheit zusammen – und deswegen müssen wir, wenn wir schön sein und schön bleiben wollen, einen gesunden Lebensstil pflegen. Unser Aussehen ist der Spiegel unserer physischen und psychischen Gesundheit.

Ernähren wir uns sehr streng und einseitig, um so richtig dünn zu sein, ist das weder gesund, noch macht es uns tatsächlich schön. Vielmehr kann es passieren, dass sich Wasser in den Gliedmaßen einlagert, Cellulite entsteht und wir an Muskeltonus verlieren, was alles eine negative Auswirkung auf unsere Optik und Gesundheit hat.

Wir wollen dir mit diesem Buch eine vielversprechende Methode an die Hand geben, dein Aussehen ebenso wie deine Gesundheit zu unterstützen. Es wird in den folgenden Kapiteln nicht nur um Beauty-Taping gehen, sondern auch um einen gesunden Lebensstil allgemein. Sich das Gesicht zu tapen ist nämlich nicht alles.

Beauty-Taping ist ein Teil vom Ganzen. Wir zeigen dir daher mit hilfreichen Tipps auch bezüglich deiner Ernährung, der Bewegung und des Lebensstils allgemein, wie du langfristig etwas von deiner Gesundheit und deiner Schönheit hast.

Wie wäre es, wenn du bis an dein Lebensende deine Schönheit erleben und zeigen kannst? Wunderbar, oder? Genau das willst du sicherlich. Und wir wollen es auch! Zum Glück wissen wir, dass das möglich werden kann, und wir werden es dir zeigen. Du wirst erfahren, wie einfach es ist, schön zu sein und zu bleiben. Und das, ganz ohne zu leiden.

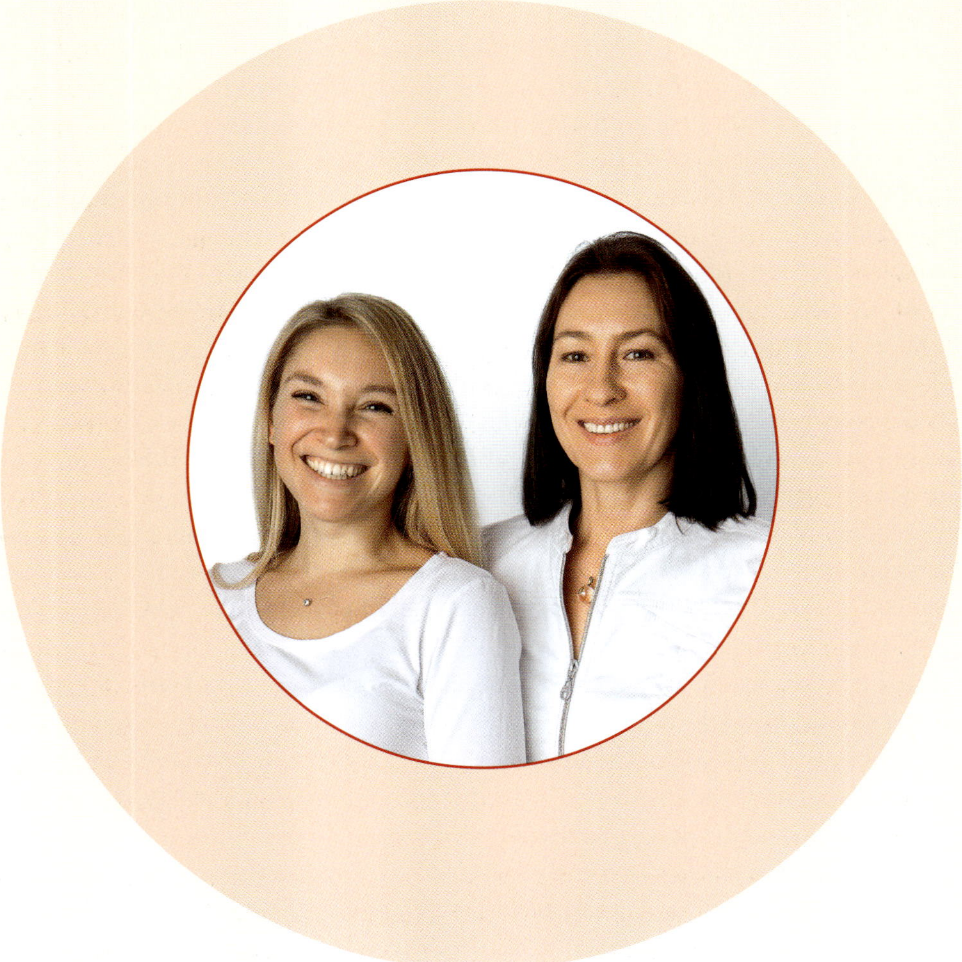

Vorwort von Lumira

Wir können unseren Körper, uns selbst, schön und jung halten und in jedem Alter Energie, Frische und Gesundheit ausstrahlen. Und wir sollten uns genau darum auch wirklich bemühen. Schließlich ist unser Körper der einzige Ort, den wir zum Leben haben.

Für gewöhnlich liegt die Schönheit im Auge des Betrachters, weshalb die Definition davon, was schön wirklich bedeutet, gar nicht so eindeutig möglich ist. Für mich ist Schönheit und alles, was damit verbunden ist, genau das, wofür ich mich begeistere und wofür ich lebe. Aus diesem Grund bin ich froh und sehr glücklich, dieses Buch präsentieren zu dürfen, das sich mit der natürlichen Schönheit und den Möglichkeiten, sie sich bis ins hohe Alter zu bewahren, beschäftigt. Ich habe hierzu bereits mehrere Bücher verfasst, da ich tief in der Seele überzeugt bin, dass unser Aussehen und unsere Gesundheit, die viel zu unserem Aussehen beiträgt, nichts mit dem Geburtsdatum in unserem Pass zu tun hat. Vielmehr ist es unsere Zuwendung zu uns selbst, die uns natürlich schön und gesund erhalten kann.

In Kasachstan geboren und in der Ukraine aufgewachsen, lebe ich jetzt seit über dreißig Jahren in Deutschland. Ich bin gelernte Krankenschwester und medizinische Kosmetikerin und habe mich bereits als Kind für russisch-schamanische Heilweisen begeistert. Über die vielen Jahre, die ich als Gesundheitstrainerin tätig bin, konnte ich die Grundlage für ein modernes System natürlicher Selbstbehandlung sowie ein umfassendes Programm zur Förderung der geistig-seelischen Entwicklung und Verjüngung schaffen. Ich leite Seminare im In- und Ausland, zunehmend biete ich meine Kurse und Beratungen auch online an.

Ich finde, jeder hat das Recht, schön, jung, gesund und erfüllt bis ins hohe Alter zu sein. Ich selbst lebe nach diesem Motto und perfektioniere mich in dieser Hinsicht täglich. Wir alle haben ein enormes Potenzial für Selbsterneuerung und Selbstwiederherstellung in uns. Wenn wir endlich Selbstverantwortung übernehmen, sind wir in der Lage, alles im Leben nach unserer Vorstellung zu erreichen. Das gilt auch für eine gesunde Schönheit – und alle Menschen, die sich dafür interessieren und sich dafür einsetzen wollen, unterstütze ich gern.

Speziell das Beauty-Taping ist ein wunderbarer Baustein, um eigene Heilungskräfte in sich zu aktivieren. Ich selbst habe die »Facial Kinesio-Taping-Therapie« in Moskau auf einem Gesundheitskongress kennengelernt. Mein begeistertes

Interesse führte mich innerhalb kürzester Zeit zu mehreren Ausbildungsreihen bei verschiedenen Dozenten. Parallel dazu fing ich natürlich an, diese Methode bei mir selbst anzuwenden. Die Wirkung war sofort ersichtlich, und seither nutze ich sie täglich. Ich bin nicht nur faltenfrei geworden, sondern habe auch ein wesentlich entspannteres Gesicht bekommen.

Mit der Gesichtschirurgin Anna Stadler hat sich das Konzept des Face-Taping nun komplett abgerundet, da diese Behandlung nicht nur zur Faltenreduzierung nützlich ist, sondern auch als therapeutisches Werkzeug dienen kann. Als unterstützende Methode für Menschen mit Kiefer- und Gesichtsproblemen ist sie nämlich schon länger erfolgreich.

Gemeinsam haben wir daher die *Beauty-Taping Akademie* gegründet. Wir wollen Menschen damit zeigen, wie sie mithilfe von Tapes schöner, gesünder und auch glücklicher werden können.

Heutzutage wird mit der Schönheit jede Menge Geschäft gemacht, und oft bringen die angewandten Methoden hohe Risiken mit sich. Vor allem Frauen lassen sich oftmals dennoch darauf ein – in der Hoffnung, ihre Schönheit zu erhalten oder erst wirklich zur Geltung zu bringen. Beim Face-Taping brauchst du keine Bedenken zu haben, es ist kostengünstig und bringt keine Nebenwirkungen mit sich. Um jeden Tag etwas für dein Aussehen und deine Gesundheit tun zu können, brauchst du im Grunde nur das Know-how und eine Rolle Kinesio-Tape, die bereits fester Bestandteil im Sortiment vieler Drogeriemärkte ist. Für alle, die es doch lieber persönlich mögen, gibt es zusätzlich zu diesem Buch unsere Live- und Online-Seminare, in denen wir das Kinesio-Taping ausführlich lehren, und sogar eine komplette Online-Ausbildung zur Zertifizierten Beauty-Taping-Spezialistin.

Natürlich wäre ich nicht Lumira, wenn ich an dieser Stelle nicht erwähnen würde, dass die Methode mit einer optimalen Ernährung, ausreichend Flüssigkeit in Form von gutem Wasser, Verzicht auf Rauchen und Alkohol, Bewegung an der frischen Luft, einem sinnvollen Stressmanagement und positivem Denken am allerbesten wirkt.

Ich wünsche dir viel Freude beim Lesen und Studieren unseres Buches.

Herzlichst,

Lumira

Vorwort von Anna Stadler

Kinesio-Taping ist eine unglaublich nachhaltige Methode, mit der ich meine Patientinnen und Patienten sehr gut unterstützen kann. Als Zahnärztin und Mund-, Kiefer- und Gesichtschirurgin in dritter Generation hat mich die Chirurgie schon immer fasziniert. Nach meinem siebenjährigen Studium in der russischen Stadt Samara arbeitete ich in einer Klinik, wo ich Kinder mit den unterschiedlichsten angeborenen Gesichtsanomalien operierte.

Bereits in meiner Zeit als Studentin und ebenso später in der Klinik habe ich immer wieder darüber nachgedacht, wie ich als Ärztin Menschen nach Operationen oder Erkrankungen des Kiefergelenkes auf natürliche Art und Weise weiter unterstützen kann. Wie kann ich Patienten ohne Schmerzmittel dabei helfen, ihre Schmerzen zu minimieren? Was kann ich ihnen anbieten, um die Durchblutung zu fördern und die Muskeln zu entspannen?

Stephen Hawking sagte einmal, dass der größte Feind des Wissens nicht das Unwissen ist, sondern vielmehr die Illusion, Wissen zu haben. Aus diesem Grund machte ich mich auf die Suche nach alternativen Lösungsmöglichkeiten. Ich konnte viele Methoden erlernen und ausprobieren, bis ich die Therapie des Kinesio-Taping entdecken durfte. Nach langer Suche habe ich diese so unglaublich nachhaltige und einfache Methode gefunden, um meine Patientinnen und Patienten unterstützen zu können.

In der Sportmedizin wird bereits seit Längerem das Verfahren des Kinesio-Taping genutzt. Mittlerweile habe ich viel Erfahrung damit sammeln dürfen, das Taping erfolgreich im Gesicht meiner Patientinnen und Patienten einzusetzen – bei Kieferproblemen ebenso wie unterstützend nach Operationen und Zahnextraktionen, bei Schwellungen und Durchblutungsstörungen. Die Resultate haben mich und mein fachliches Umfeld, insbesondere aber meine Patienten positiv überrascht und mich inspiriert, mit dieser Form der Therapie weiterzumachen. Heute lege ich unmittelbar nach einer Zahnbehandlung bei meinen Patienten Kinesio-Tape-Applikationen an und zeige ihnen gleichzeitig, wie sie dies ganz leicht selbstständig zu Hause anwenden können.

Neben dem therapeutischen Effekt ergibt sich ein ästhetischer Effekt, den wir Frauen besonders schätzen und fördern: die Reduktion von Falten. Wenn wir die Muskeln nach dem Tapen wieder in den Normaltonus zurückbringen, entspannt sich das gesamte Gesicht, die Falten sind weniger sichtbar und reduzieren sich nach und nach. Kinesio-Taping ist damit eine nebenwirkungsfreie Lösung, die ich mit Begeisterung täglich anwende, für mich selbst und auch für meine Patientinnen und Patienten in der Praxis.

Jede und jeder kann dieses Taping unterstützend zu einer Behandlung einsetzen oder zur Erhaltung seiner Schönheit nutzen. Natürlich wirkt diese Gesichtsbehandlung effektiver, wenn sie mit anderen Methoden kombiniert und ganzheitlich, also nicht nur auf Symptome fokussiert, vorgegangen wird.

Als Frau finde ich es faszinierend, wie sehr uns die Tapes zu einem frischen und jungen Aussehen verhelfen können. Bei mir haben sich die tiefen Querfalten auf der Stirn und die Falten zwischen den Augenbrauen gelöst – obwohl ich eher zu den Menschen gehöre, die unkontrolliert die Stirn runzeln, wenn sie sich auf etwas konzentrieren. Diese Falten habe ich schon mit fünfundzwanzig bekommen. Dank der Kinesio-Tapes habe ich heute aber wieder eine glatte Stirn. Und die lästige Gewohnheit, meine Stirn zu runzeln, habe ich mir durch das Tapen sogar abtrainiert. Interessanterweise hat mir diese Methode nicht nur ein besseres Aussehen zurückgegeben, sondern auch Entspannung im gesamten Körper. Früher war mir überhaupt nicht bewusst, wie sich durch das Runzeln der Stirn letztlich mein ganzer Körper verspannt hat. Vielen Menschen geht es ähnlich, deshalb möchte ich die Anwendung des Kinesio-Tapings mit ihnen teilen.

Falten zu reduzieren ist nicht nur für das Aussehen gut, sondern hat einen ganzheitlich therapeutischen Effekt auf den gesamten Körper und auch auf das Gemüt. Als Ärztin beobachte ich tagtäglich, dass ein frohes Gemüt ein großer Pluspunkt für unsere Gesundheit ist und positiv denkende Menschen eine schnellere Heilung erwarten dürfen.

Dieses Buch ist mit alldem ein Ratgeber für deine Schönheit, für deine Regeneration und deine Selbsthilfe. Ich hoffe sehr, dass das Kinesio-Taping immer mehr als wunderbare Ergänzung zu schulmedizinischen Behandlungen genutzt wird.

Herzlichst,

Anna Stadler

WAS SIND KINESIO-TAPES?

Wenn du schon einmal ein Volleyballspiel oder ein Radrennen gesehen hast, konntest du wahrscheinlich beobachten, dass die Sportler Streifen aus buntem Klebeband auf dem Körper trugen: in Mustern über Schultern, Knie, Rücken oder Bauch. Das waren Kinesiologie-Tapes. Therapeutische Tapes, die strategisch auf den Körper aufgetragen werden, um Unterstützung zu bieten, Schmerzen zu lindern, Schwellungen zu reduzieren und die Leistung zu verbessern.

Während das kinesiologische Taping seinen Ursprung in der Sportmedizin hat und darüber hinaus schon lange bei Kopf- und Nebenhöhlenschmerzen im Gesicht eingesetzt wird, hat es sich nach und nach seinen Weg in weitere Bereiche der Medizin, der Orthopädie und der Physiotherapie sowie der Kosmetik gebahnt. Taping kann nämlich auch die Sichtbarkeit von Falten verringern und tiefe Nasolabialfalten glätten, da die Haut damit angehoben und geglättet wird und es die Flüssigkeitszirkulation in den betroffenen Bereichen erhöht.

Mit dem Begriff »Tape« sind hierbei allerdings nicht die herkömmlichen Klebebänder zum Basteln gemeint, sondern elastische farbige Bänder. Der japanische Chiropraktiker Kenzo Kase wollte ein »Klebeband«, das einzelnen Körperpartien Unterstützung bietet, aber die Bewegung nicht so stark einschränkt wie herkömmliche Sportbänder. Daher entwickelte er Ende der 1970er-Jahre das Original des Kinesio-Tapes, das sich ab 1998 endlich auch in Deutschland durchsetzen konnte.

Kinesio-Tapes können wir erfolgreich auch für uns privat benutzen. Bei der Entspannung der Muskeln ebenso wie bei der Mobilisation der Gelenke an Hals, Nacken und Rücken dienen Kinesio-Tapes als vielversprechende Hilfsmittel für einen gesunden Körper und ein schönes Aussehen.

Das Taping gewinnt in Deutschland immer mehr an Popularität, allerdings lassen sich die Anwendungen am Körper nicht eins zu eins auf das Gesicht übertragen, weil sich die Gesichtsmuskeln nicht unbedingt wie andere Muskeln des Körpers verhalten.

Sie setzen oft nicht an Gelenken, sondern an der Haut und an den Weichteilen des Gesichts an. Dadurch können die Gesichtsmuskeln Haut und Weichteile gegen die knöcherne Unterlage des Schädels verschieben. Mit einer falschen Anwendung der Tapes kann leider auch das Gegenteil dessen erzielt werden, was man möchte, weshalb eine korrekte Anbringung der Tapes im Gesicht und am Hals gelernt werden muss. Wenn eine Applikation mal nicht korrekt aufgebracht wird und dadurch ein unerwünschter Effekt entsteht, ist das aber nicht weiter tragisch, da der Effekt nur ein paar Stunden oder höchstens einen Tag anhält. Wenn hingegen eine Schönheits-OP oder Injektionsbehandlung misslingt, können wir mit Schäden rechnen, die für längere Zeit oder vielleicht lebenslänglich bestehen.

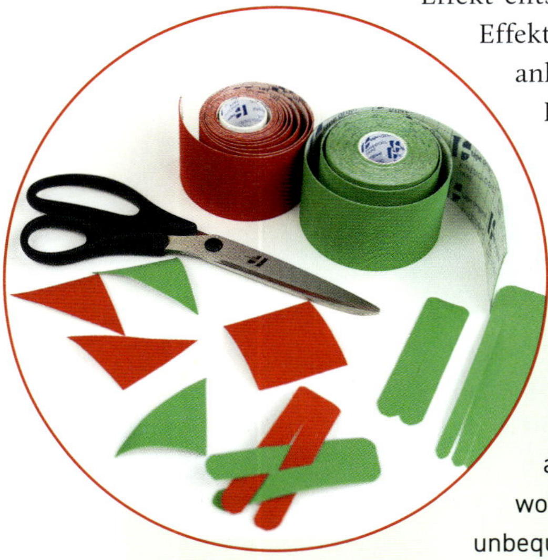

EIN KLEINER TIPP

Eine Applikation ist erst dann richtig angelegt, wenn es sich gut anfühlt und das Gefühl aufkommt, dieses Tape für immer tragen zu wollen. Sollten dich Tapes stören, schmerzen und unbequem sitzen oder hast du nachher mehr Falten als vorher, dann hast du es nicht richtig gemacht. Schau dir dann die Anleitungen noch mal genauer an. Übung macht den Meister. Je öfter du eine Applikation anlegst, desto geschickter wirst du.

Wusstest du, dass die Verwendung von Klebebändern zum vorübergehenden Glätten, Straffen und Anheben der Haut eines der ältesten Geheimnisse Hollywoods ist? Marlene Dietrich und Joan Crawford verwendeten beide chirurgisches Klebeband, um ihre Gesichter straff zu ziehen, sowohl während des Filmdrehs als auch im realen Leben.

Womöglich denkst du an dieser Stelle: Wieso soll in Zeiten wissenschaftlicher kosmetischer Fortschritte etwas so Altmodisches und Einfaches wie das Anbringen von »Klebebändern« auf dem Gesicht helfen, Falten zu vermeiden? Ja, wieso nicht? Grundsätzlich wirken Tapes wie Haltebänder für dein Gesicht.

Welche Tapes sind geeignet?

Für das Gesicht sollten wir uns für Tapes aus Baumwolle entscheiden, weil unsere Gesichtshaut während der Applikation weiteratmen muss. Deshalb achte auf die Beschreibung auf der Verpackung. Es gibt mehrere Firmen, die Tapes herstellen, die besten jedoch kommen aus Japan und Korea. Jede Firma benutzt verschiedene Klebstoffe, und du musst erst einmal herausfinden, welches Tape für dich am angenehmsten und am besten verträglich ist. Sollten Rötungen und Juckreiz entstehen, empfehlen wir dir, den Hersteller zu wechseln.

Du willst wissen, welche Tapes wir benutzen? Dann schau einfach in unserem Online-Shop auf www.lumira.de vorbei.

EIN KLEINER TIPP

Bevor du eine Applikation anlegst, solltest du einen kleinen Allergietest machen. Dazu klebst du einen Streifen Tape an deinen Hals und einen an deine Wange. Trage sie mindestens vier Stunden. Der Hals ist generell ein sehr empfindliches Körperteil. Es kann gut sein, dass du das Tape am Hals nicht verträgst, dafür aber im Gesicht. Sollte es zu Rötungen kommen, nimm ein spezielles Tape für sensitive Haut. Diese Rollen sind zwar etwas teurer, aber genauso effektiv und besser verträglich.

Die Farben

Physiologisch gesehen haben die Farben der Tapes keine therapeutische Auswirkung. Allerdings kann die Farbe auf der psychischen Ebene eine Wirkung erzielen, weil wir bewusst Farben auswählen können, die uns ansprechen. Kühlere Farben können beruhigend auf den Geist wirken, während wärmere Farben die Seele entspannen. Hör einfach in dich hinein, und entscheide dich für Farben, die dir guttun. Experimentiere gern damit, indem du die Farben beispielsweise deinem Outfit anpasst. Aber vergiss nicht, dass das perfekte Outfit mit einem Lächeln im Gesicht beginnt.

Für Gesichtsapplikationen macht es Sinn, Tapes, die unserer Hautfarbe am nächsten kommen, zu nutzen, da sie nicht so stark auffallen, wenn man sie tagsüber tragen will –

außer du möchtest zum Hingucker werden. Farbige Tapes sehen nämlich nicht nur am Körper ästhetisch aus, sie können auch im Gesicht gut wirken. Mach daher vielleicht auch mal etwas Gewöhnliches zu etwas Außergewöhnlichem. Trag die Tapes als Schmuck im Gesicht, und zeig der Welt da draußen, dass ein gesunder Trend genauso gut oder noch besser als Tattoos und Piercings aussehen kann.

Normalerweise werden Applikationen nachts angelegt. Die Muskulatur kann sich dann im Schlaf entspannen und in den Normaltonus zurückkommen. Während wir schlafen, verjüngen wir uns. Außerdem haben entspannte Gesichtsmuskeln eine positive Auswirkung auf unseren Schlaf. Je entspannter unsere Muskeln sind, desto tiefer schlafen wir.

Morgens zeigen sich dann deutlich weniger Falten, oder sie sind ganz verschwunden. Natürlich kann die Haut wieder faltiger werden, wenn wir tagsüber unsere Mimik beanspruchen. Nach und nach beginnen wir durch das Tapen aber unsere Gesichtsmuskeln besser wahrzunehmen, das Runzeln der Stirn oder andere Anspannung im Gesicht. Wir fangen an, unsere Mimik bewusster zu steuern und auch so Falten zu vermeiden.

Cross-Tapes

Neben Kinesio-Tapes gibt es noch Cross-Tapes beziehungsweise Gitterpflaster in den unterschiedlichsten Größen. Cross-Tapes werden unter anderem für Triggerpunkte eingesetzt, zum Beispiel bei Zahnproblemen, Schnupfen oder auch Kopfschmerzen. Jede Art von Körpergewebe, ob Haut, Faszien, Bindegewebe oder Muskeln, enthält sensorische Rezeptoren, die Schmerzen, Temperatur und Berührungen erfassen. Die Rezeptoren nehmen das Empfinden in einem Bereich des Körpers wahr und signalisieren dem Organismus daraufhin, was er nun tun soll. Das Kinesio-Taping nun erzeugt gewissermaßen einen Lift, der das darunterliegende Gewebe entlastet. Dieses Dekomprimieren des Gewebes kann die Signale verändern, die zum Gehirn weitergeleitet werden, woraufhin dann auch andere, von uns gewünschte Reaktionen erfolgen.

Triggerpunkte sind hierfür ein gutes Beispiel. Physiotherapeuten nutzen Kinesio-Tapes, um die Haut über diesen angespannten, verknoteten Muskeln etwas anzuheben. Wenn der Bereich dekomprimiert wird, senden die Schmerzrezeptoren ein neues Signal an das Gehirn, und die Spannung im Triggerpunkt nimmt ab.

Es lohnt sich daher immer, auch ein paar Cross-Tapes in der Hausapotheke zu haben und sie im Fall der Fälle bei verspannten Muskeln anzubringen.

Funktionsweise des Tapings

Kenzo Kase kreierte die Kinesio-Tapes in einer Mischung aus Baumwolle und Nylon. Damit wird die Elastizität der Haut nachgeahmt, sodass der gesamte Bewegungsapparat weiterhin genutzt werden kann. In unserem Fall sind es die Gesichtsbewegungen, sprich unsere Mimik, die wir teilweise unkontrolliert in Bewegung bringen. Schließlich haben wir in der Regel einen sehr starken Hypertonus im Gesicht, und genau dadurch werden unsere Muskeln verkürzt. Das Ergebnis ist eine schlechte Durchblutung, ein Mangel an Sauerstoff und eine geringe Nährstoffsättigung in diesen Arealen. Tapes helfen uns dabei, unseren Muskeltonus wieder in den Normaltonus zu bringen.

Der medizinische Klebstoff des Kinesio-Tapes ist wasserbeständig und stark genug, um drei bis fünf Tage lang haften zu bleiben. Wenn das Klebeband auf die Körperstellen aufgebracht wird, zieht es sich leicht zurück und hebt die Haut sanft an. Das schafft einen wenig Raum zwischen der Haut und den darunterliegenden Geweben, wodurch das untere Hautgewebe »aufatmen« kann.

Kinesio-Tapes verhelfen Muskeln auf diese Weise zur Entspannung. Doch nicht nur Muskeln profitieren von den Applikationen, auch verklebten und versteiften Faszien, die den Bewegungsapparat stark einschränken können, kann vorgebeugt und sie können gelöst werden, wenn sie einmal verklebt sind. Des Weiteren wird der Transport und Abtransport von Lymphflüssigkeit verbessert. Frische Lymphflüssigkeit wiederum ist für gesunde Faszien zuständig. Die Gelenke werden dadurch entlastet, weshalb Gelenkschmerzen gelindert werden können. Mit den richtigen Applikationen und Anwendungen der Tapes wird so ein positiver Kreislauf angekurbelt. Das Lifting, das in diesem Buch unser Schwerpunkt ist, stellt eigentlich nur einen Nebeneffekt dar.

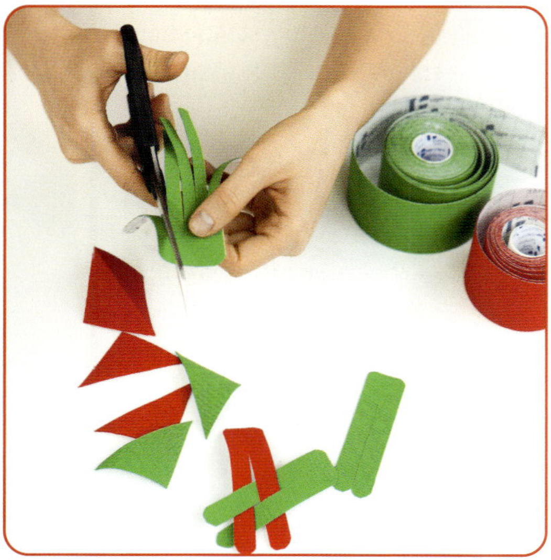

EIN KLEINER TIPP

Falls du Bedenken haben solltest, die Applikationen zu vergessen, dann leg dir einfach zurechtgeschnittene Tapes so hin, dass du auf jeden Fall täglich daran erinnert wirst.

Wann sollte das Taping nicht angewendet werden?

Wir raten dringend vom Tapen ab, wenn du dich in einem akuten Krankheitszustand mit Fieber befindest. Außerdem ist es nicht empfehlenswert, wenn du an einer Stelle klebst, an der du ein Ekzem hast oder die Haut wund oder offen ist.

Gesichtscreme und Tape zur gleichen Zeit?

Auf jeden Fall kannst du deine Pflegeprodukte weiterhin benutzen. Bitte lies dir die Zusammensetzung deiner Tages- oder Nachpflege genau durch. Wie hoch ist der Ölanteil? Davon ist abhängig, wie viel Zeit zwischen dem Auftragen der Creme und dem Taping vergehen sollte. Wenn du eine leichte Creme benutzt, die schnell einzieht und keinen Fettfilm hinterlässt, kannst du schon nach zehn Minuten die Tapes auf dein Gesicht kleben. Benutzt du eine Creme, die besonders ölhaltig ist und einen nachfettenden Effekt hat, musst du länger warten, da die Tapes sonst nicht richtig haften können.

Grundsätzlich kann eine Creme unter dem Tape gute Dienste leisten. Deine Haut kann nicht nur weiteratmen, es ist auch weniger mit allergischen Reaktionen zu rechnen. Außerdem lässt sich das Tape am Morgen leichter ablösen, wenn zuvor eine Creme aufgebracht wurde.

Die Wirkung der Tapes auf einen Blick

An erster Stelle ist die Verbesserung des Muskeltonus zu nennen. Häufig gehen chronische Schmerzen und Fehlstellungen mit einer unbewussten Schonhaltung einher, weshalb sich die Muskelspannung verändert und somit auch der Muskeltonus. Wenn wir Schmerzen im Nacken oder im Rücken haben, gehen wir automatisch gekrümmt oder ziehen die Schultern nach oben, um die Schmerzen zu lindern. Aufgrund der damit verminderten Leistung einiger Muskeln lässt zwar der Schmerz etwas nach, aber zugleich sorgen wir für ein Ungleichgewicht unserer Muskulatur. Mit der Taping-Therapie können wir Schmerzen lösen und uns wieder ausgeglichen bewegen.

Auch das Beauty-Taping hilft uns, unseren Normaltonus in der Muskulatur wiederzuerlangen und eventuelle Schmerzen dauerhaft zu lindern. Insgesamt sorgt das Taping für Entspannung, was sich natürlich auch positiv auf das Aussehen auswirkt.

In einem größeren Kapitel dieses Buches zeigen wir dir, wie Beauty-Tapes für die Verbesserung des Lymphsystems verwendet werden können. Die Haut wird angehoben, um Raum zwischen ihr und dem Bindegewebe zu schaffen, sodass sich die Lymphflüssigkeit nicht stauen kann. Wenn wir uns dann noch bewegen, wird die Haut gedehnt und zeigt sich so elastischer, während das Bindegewebe aufgelockert wird und sich ebenfalls besser und elastischer bewegen kann. Damit kurbeln wir nicht nur unser Lymphsystem an, sondern auch den Blutkreislauf, der unter anderem für die Sauerstoffversorgung im Körper und im Gehirn zuständig ist.

EIN KLEINER TIPP

Reste vom Tape nutzen: Wenn du schmale Streifen schneidest oder Ecken am Tape abrundest, wird es ein wenig Verschnitt geben. Bewahre diese kleinen Reste gut auf, da du sie zum Beispiel als kleine Ecken für das Augenlifting verwenden kannst.

Da das Taping einen großen Einfluss auf die Balance unserer Muskulatur hat, können auch die Gelenke unterstützt werden. Wir werden beweglicher, was mehr eine passive Unterstützung der Gelenke darstellt und sie entlastet. Aber auch die Faszien können durch das Taping beeinflusst, und ihrem Verkleben kann entgegengewirkt werden. Sind unsere Faszien und Muskeln wieder im Normaltonus, werden die Gelenke automatisch entlastet, was Schmerzen reduzieren kann.

All das dient auf ganzheitliche Weise deiner Schönheit. Und natürlich kommt hier noch das große Extra: Mit den Beauty-Tapes kannst du Falten minimieren und ihnen auch vorbeugen. Während sich viele Frauen Botox und Hyaluronsäure spritzen lassen, setzen wir ganz geschickt auf Beauty-Tapes. Wenn die Muskeln durch die Tapes entspannen, wird auch die Haut straffer. Natürlich reicht es nicht, die Tapes einmal anzuwenden. Damit du deine Mimik trainierst, um tiefe und dauerhafte Falten zu vermeiden, musst du diese Methode in deinen Alltag einbauen. Deshalb zeigen wir dir auch, wie du dein natürliches Beautyprogramm in deine tägliche Routine ganz locker einfügen kannst.

DIE BEAUTY-INDUSTRIE UND IHRE FOLGEN

Die Medien und das Produktmarketing drängen uns ein Schönheitsideal auf, dem sich zahllose Frauen und zunehmend auch Männer unterwerfen. Letztlich aber sinkt genau dadurch das Selbstbewusstsein, weil kaum jemand diesen Idealen entsprechen kann (zumindest nicht dauerhaft). Immer mehr Menschen stürzen sich auf die Angebote der wachsenden Beauty-Industrie. Neben Botox stehen unterschiedliche Hyaluron-Behandlungen, Fadenlifting, Faltenunterspritzung mit Eigenfett, Peelings, Laserbehandlungen und vieles mehr zur Auswahl. Das perfekte Schönheitsideal aber kann man im Endeffekt nie erreichen, zumal immer wieder neue Produkte und Behandlungen auf den Markt kommen und uns suggerieren, dass wir ohne sie keine hübsche und gesunde Ausstrahlung haben können. Zudem sind diese Methoden nur kurzfristig wirksam, haben Nebenwirkungen und verursachen sehr hohe Kosten.

Ein chemisches Peeling, das in der Kosmetik oft angeboten wird, ist beispielsweise in der Realität nichts anderes als Gesichtsverbrennungen. Das wiederum bedeutet, dass danach ein weiteres Produkt hermuss, um die Verbrennungen und eventuell auch Narben zu eliminieren. Konventionelle Kosmetika bestehen in der Regel aus minderwertigen, teilweise auch gefährlichen Substanzen. Getreu dem Motto: möglichst günstig hergestellte Produkte mit risikobehafteten Chemikalien fesch und ästhetisch einpacken und zu den höchstmöglichen Preisen an die Endkundin bringen. Eine gefährliche Illusion auf die – insbesondere – viele Frauen reinfallen.

Hinter dem schönen Wort »Mikrodermabrasion« verbirgt sich ein mechanisches Schleifen von Falten. Dieses Verfahren entfernt die oberflächige Schicht trockener, abgestorbener Hautzellen. Mikrodermabrasionsgeräte polieren die Haut mit einem Strahl feiner Kristalle aus Aluminiumoxid, Salz sowie mikrofeinem Sand. Wie aber soll die arme Haut solche schädlichen Eingriffe überstehen?

Die Risiken von Botox

Ähnlich Botox. Eine Behandlung kostet zwischen 190 und 390 Euro. Die Wirkung lässt schon nach einigen Monaten nach, weswegen die Injektionen immer wieder aufgefrischt werden müssen. Botox ist ein Neurotoxin, das vom Bakterium Clostridium botulinum produziert und Botulinumtoxin genannt wird. Oft werden die Risiken einer Botox-Behandlung heruntergespielt.

Was passiert? Die Signalübertragungen zwischen den Nerven und den Muskeln werden lokal blockiert, und das friert den Körperbereich gewissermaßen ein. Obwohl das Gehirn dem Körper signalisiert, einen bestimmten Muskel zu bewegen, blockiert Botox die Umsetzung. Es verhindert, dass sich der Muskel bewegt. Der Muskel, in den das Botox injiziert wurde, kann sich nicht mehr zusammenziehen, wodurch sich die Falten entspannen und die Partie glatter wirkt.

»Harmlose« Nebenwirkungen sind blaue Flecken und Schwellungen. Es kann jedoch auch zu allergischen Reaktionen und Kopfschmerzen kommen. Zudem können Asymmetrien im Gesicht entstehen. Nach einer Stirnbehandlung mit Botox können die Augenbrauen nach unten absinken, und es kann zu einer unerwarteten Schwächung benachbarter Muskeln kommen. Es gab schon Fälle, wo durch Botox-Behandlungen die Sehstärke abnahm und chronische Kopfschmerzen entstanden. Wenn Botox-Behandlungen falsch ausgeführt werden, können neben Muskelschwäche und Atembeschwerden auch Probleme im Bereich des Sprechens oder Schluckens fatale Folgen sein.

An dieser Stelle kommt natürlich die Frage auf: Lohnt es, sich für mehrere Hundert Euro pro Quartal Gift spritzen zu lassen und damit seine Gesundheit zu riskieren? Oder ist es nicht besser, ein paar technische Schritte zu erlernen und für wenige Euro im Monat auf natürliche Art und Weise eine auf Dauer schöne und gesunde Ausstrahlung zu erhalten: durch Kinesio-Taping?

Botox ist nach wie vor der Bestseller bei der kosmetischen Faltenbekämpfung, unter anderem weil es auch bei reifer Haut sichtbare Effekte erzielt. Jedoch lässt die Wirkung nach wenigen Monaten nach, und es steht eine erneute Behandlung an. Eine Endlosschleife an Eingriffen wird in Gang gesetzt. Das verursacht hohe Folgekosten, birgt zahlreiche Risiken und bedeutet eine Dauerbelastung für den Körper. Jeder kennt die erschreckenden Bilder der Botox-Pannen von einst wunderschönen Stars und Sternchen.

Die Langzeiteffekte von Botox sind noch nicht ausreichend erforscht. Dazu ist das Mittel noch nicht lange genug am Markt. Der gesunde Menschenverstand sollte uns aber sagen, dass es nicht gut sein kann, seinen Körper dauerhaft mit einem Nervengift zu belasten.

Wir haben in unseren Beratungen schon mehrere Frauen konsultiert, die sich Botox-Behandlungen unterzogen haben. Viele berichten, dass sie nach der ersten Anwendung mit dem Resultat sehr zufrieden waren. All die Behandlungen danach machten sie jedoch mehr und mehr unzufrieden. Die vorher gespritzten Zonen haben nach mehrmaligen Behandlungen immer schwerer ausgesehen, und das Gesicht hat sich im wahrsten Sinne des Wortes verzogen. Die Muskeln werden durch das Gift paralysiert. Sie können sich nicht mehr bewegen – aber Muskeln brauchen ihre Beweglichkeit, denn nur durch Bewegung können sie mit Nährstoffen und Sauerstoff versorgt werden. Das bedeutet auch, dass sie sich nur durch Bewegung regenerieren können. Durch das Nervengift Botox sind die Muskeln zu einem langsamen Verhungern und zum Abbau verdammt.

EIN KLEINER TIPP

Falls du schon Botox bekommen hast, dann beginne am besten schnellstmöglich, mit Kinesio-Tapes zu arbeiten. Auch in der Phase, wo sich das Botox noch nicht abgebaut hat. Das Taping beschleunigt nicht den Abbau des Nervengifts, kann deinen paralysierten Muskel jedoch davor retten, ganz zu erschlaffen. Der Muskel wird durch das Tapen besser mit Blut und Nährstoffen versorgt.

Wir behaupten: Beauty-Taping kann auf natürliche und risikofreie Weise denselben Effekt erzielen wie Botox, nur langsamer und nachhaltiger. Es leuchtet ein, dass eine Falte, die sich über Jahre gebildet hat, auch etwas Zeit braucht, bis sie wieder verschwindet. Beim Botox geht das schnell, beim Taping ist der Glättungs- und Straffungseffekt dafür nachhaltig und andauernd. Mit richtig geklebten Tapes stabilisieren wir unseren Muskeltonus und verhelfen der Haut so zu mehr Straffheit, Festigkeit und Jugend. Und das in nur wenigen Minuten am Tag und ganz ohne Nebenwirkungen.

Behandlungen mit Hyaluronsäure-Filler

Hyaluronsäure ist eine Substanz, die natürlicherweise in der Haut, den Augen und den Gelenken vorkommt. Ihre Hauptfunktion besteht darin, Wasser in Gewebezellen einzufangen, die Augen feucht zu halten und die Gelenke zu schmieren. Injektionen mit Hyaluronsäure verjüngen nicht, sondern erzeugen nur Schwellungen, die die Haut straffen. In der Tat wird das Gesicht nach so einer Behandlung glatt wie ein aufgeblasener Luftballon. Aber kann das als wahre Schönheit betrachtet werden?

Hyaluronsäure oder verschiedene andere Füllstoffe, die in die Haut gepumpt werden, überdehnen einfach nur die Haut. Genau das lässt die Illusion eines faltenfreien Gesichtes entstehen. Alle freuen sich über die direkten Ergebnisse, aber niemand denkt über die Konsequenzen nach. Anhand eines Luftballons können wir die Gesichtshaut vor und nach einer Hyaluronsäure-Behandlung bildlich beschreiben. Bevor ein Luftballon aufgeblasen wird, entspricht er dem Zustand der Gesichtshaut. Sobald Luft in den Ballon eingelassen wird, gleicht er dem Zustand der Gesichtshaut nach der Injektion. Verliert der Luftballon wieder an Luft, zeigt sich das Material ausgeleiert. Dies entspricht einer nach einiger Zeit überdehnten Haut mit noch tieferen Falten als vor der Behandlung. Was bedeutet, dass weitere Behandlungen anstehen. So bilden sich lebenslang treue Kundinnen von wirtschaftlich perfekt durchdachten Kosmetikkonzepten heraus. Oder anders gesagt: Ein undurchdringbarer pathologischer Teufelskreis entsteht.

EIN KLEINER TIPP

Falls du bereits Hyaluron gespritzt bekommen hast, kannst du jetzt gleich mit dem Taping beginnen. Damit verhinderst du, dass die Haut nach dem Abbau der Unterspritzung nicht zu stark ausgeleiert wirkt und nicht so hängt. Beim Hyaluron-Filler entstehen, ähnlich wie bei Operationen, Verklebungen im Gewebe, was zu Deformationen und Asymmetrie führen kann. Nutze daher über Nacht die Tapes für die behandelten Bereiche, um zumindest einen kleinen positiven Beitrag für deine Haut zu leisten. Und nutze das Taping ab jetzt regelmäßig, um zu einer natürlichen Schönheit und Frische zurückzukommen.

Auch diese Filler beherbergen zusätzliche Risiken: mangelnde Desinfektion, Infektionen und Entzündungen. Wird ein zähflüssiger Filler zu oberflächlich gespritzt, bilden sich Knötchen oder sichtbare Stränge. Injiziert man zu viel, bilden sich beispielsweise abgesetzte Apfelbäckchen. Auf ästhetische Medizin spezialisierten Hautärzten und plastischen Chirurgen unterlaufen diese Fehler kaum. Allerdings dürfen in Deutschland je nach Bundesland auch Heilpraktiker und Kosmetikerinnen Filler-Injektionen vornehmen. Tatsächlich können manche Hyaluron-Filler sogar übers Internet erworben werden. Und wie die dann manchmal verabreicht werden, möchte man sich nicht vorstellen.

Mit Kinesio-Tapes können wir das Gewebe nicht aufblasen, aber wir können verkürzte und verspannte Muskeln wieder in ihren gesunden Tonus zurückbringen und der zuvor hängenden Haut neuen Halt geben. Damit erzielen wir einen guten Effekt für Schönheit und Gesundheit.

WIESO ALTERN WIR?

Der altägyptische Wesir Ptahhotep schrieb einst: »Das Alter ist gekommen, die Schwäche hat mich erreicht.« So alt wie der Alterungsprozess selbst ist offenbar auch das Klagen darüber. Warum wir altern, gehört wohl zu den schwierigsten und komplexesten Fragen überhaupt. Wahrscheinlich hast du im Schulunterricht oder irgendeiner Apothekerzeitschrift schon mal von dem Enzym Telomerase gehört oder gelesen, das das Wachstum der menschlichen Zellen reguliert und vermutlich eine besondere Rolle beim Alterungsprozess einnimmt. Aber was hilft dir das?

Zuerst macht sich das Altern im Gesicht bemerkbar, das natürlich jeder sieht. In Wirklichkeit aber haben wir eine Menge Strukturen und Areale im Körper, die ebenfalls vom Alterungsprozess betroffen sind. Das Skelett schrumpft und wird allmählich porös. Die Muskulatur nimmt ab. Die Haut wird schlaff und hängt herab, da das Gerüst, über das sie sich in der Jugend gespannt hat, kleiner geworden ist. Stell dir vor, du ziehst ein Spannbettlaken über zwei Matratzen – das Laken ist straff und zeigt keine einzige Falte. Sobald du aber eine Matratze entfernst, bilden sich tausend Falten in den verschiedensten Größen, und das Bettlaken hängt an den Seiten lose herab. Wie unsere Haut über immer weniger Muskulatur.

Das Phänomen, gegen die Alterungsprozesse anzukämpfen, war bereits in der Antike gegeben. Überlieferungen zufolge soll die sagenumwobene Schönheit Kleopatra jeden Abend in Eselsmilch gebadet haben, um die Faltenbildung hinauszuzögern. Tatsächlich haben Wissenschaftler herausgefunden, dass Eselsmilch Nährstoffe beinhaltet, die den Hautalterungsprozess verlangsamen. Der Ruf vom Wunder der Eselsmilch erreichte damals auch Griechenland und Rom. Außerdem haben altgriechische Mediziner Cremes aus Olivenöl, Bienenwachs und Wasser zusammengestellt – und bis heute lassen sich genau diese Elemente in Anti-Aging-Kosmetika wiederfinden. Das Ideal war auch zu jeder Zeit schon die Jugend. Statuen wurden stets faltenfrei gefertigt. Es wurden die Schönheit der Jugend, makellose Gesichter und muskulöse Körper im Marmor unterstrichen. Zur Schönheitspflege haben die antiken Griechen und Römer sogar Krokodilmist in Gesichtsmasken gegeben, weil angenommen wurde, dass diese spezielle Zutat dem Alterungsprozess entgegenwirken kann. Über die Jahrhunderte trug der Kampf viele weitere skurrile Blüten. Der ungarischen Gräfin Elisabeth Báthory aus dem 16. Jahrhundert wird sogar nachgesagt, dass sie Hunderte von jungen Mädchen hinrichten ließ, da deren Blut ihre Jugend bewahren und sie vor Falten schützen sollte.

Doch wieso altern wir überhaupt? Können wir nicht für immer leben und ewig jung bleiben? In den letzten Jahrzehnten ist die Gerontologie, das Studium des Alterns, mehr in den Fokus gerückt. Angesichts des rapiden Anstiegs der Lebensjahre, die uns durchschnittlich beschert sind, gewannen die Themen Alterungsprozess und Langlebigkeit noch mehr an Interesse. Doch das Altern ist ein komplexes Zusammenspiel verschiedener Prozesse, weshalb es Dutzende von Theorien gibt, die diese Tatsache des menschlichen Daseins erklären möchten. Einige Wissenschaftler gehen zum Beispiel davon aus, dass der menschliche Körper einen internen Mechanismus hat, der einen vorprogrammierten Tod des Organismus reguliert und wahrscheinlich über eine große biologische Uhr gesteuert wird. Genetische Aspekte, Umweltfaktoren, hormonelle Einflüsse, der Stoffwechsel, aber auch die Lebensweise fließen in das diffizile Spiel mit ein. Doch jeder Mensch hat offenbar eine maximale Lebensspanne, unabhängig davon, wie gut er sich um seinen Körper kümmert.

EIN KLEINER TIPP

Verschiedene Umweltfaktoren können Einfluss auf den Hautalterungsprozess haben, dazu zählt die Ernährung, die körperliche Aktivität, Tabak- und Alkoholkonsum sowie der tägliche Schlaf. Durch einen gesunden Lebenswandel verlangsamen wir den Prozess.

Wir können Altern und Tod nicht verhindern. Aber wir können dafür sorgen, dass wir so lange wie möglich gesund und schön sind – und das können wir mit zwanzig ebenso wie mit siebzig Jahren tun. Das Nachlassen der Spannkraft unserer Haut ist das Ergebnis einer eingebauten biologischen Kontrolle und eines Programms auf zellulärer Ebene. Mit einer gesunden Lebensweise und dem Kinesio-Taping aber können wir den Zellstoffwechsel unserer Haut bis ins hohe Alter aktiv halten. Jeder Mensch altert, weil es ein Teil unseres Lebens ist. Aber das Leben hat uns Hilfen gegeben, wie wir in Würde und Schönheit reifen können, sodass wir auch im hohen Alter gern in den Spiegel schauen und uns anlächeln.

Falten entstehen auch durch Emotionen

»Jeder menschliche Gedanke findet seine Verwirklichung in der Muskelkontraktion im Körper«, sagte Iwan Setschenow. Unsere Gesichtsmimik verrät tatsächlich vieles über unsere Gesundheit und unsere Gefühle. Schon Babys können Gesichtsausdrücke wahrnehmen und deuten: Der Ausdruck von Emotionen und Gefühlen ist für sie in der Kommunikation noch wesentlicher als für uns Erwachsene.

Die Mimik ist eine einheitliche Sprache, die weltweit jeder versteht. Mit einem Lächeln drücken wir überall auf dem Globus unsere Dankbarkeit aus. Mit einem wutverzerrten Gesicht zeigen wir unseren Mitmenschen, dass wir sie nicht mögen oder über etwas sauer sind.

Für die einzelnen Gesichtsausdrücke brauchen wir die unterschiedlichsten Muskeln, die miteinander in Aktion treten. Der vordere Teil des Schädels besteht aus den Gesichtsknochen, und die sind sozusagen die Befestigungsstelle für fast alle unsere Gesichtsmuskeln. Aufgrund der Tatsache, dass die Schädelknochen mit Ausnahme der Kieferknochen miteinander verbunden sind, können sie sich durch Muskelkontraktionen nicht bewegen. Im Gegensatz zu Skelettmuskeln, die sich auf beweglich verbundene Knochen legen, setzen Gesichtsmuskeln auf den Weichteilstrukturen an. Ziehen sich die Muskeln im Gesicht zusammen, geschieht dies nicht an den Knochen, sondern mehr an den unterschiedlichen weichen Formen des Gesichts, an den Lippen, Augenbrauen oder Augenlidern. Und natürlich wird die Gesichtshaut bei aller Mimik bewegt – wie du auf den Fotos auf der nächsten Seite sehen kannst.

Falten – wir können auch von Ausdruckslinien sprechen – treten immer unmittelbar über einem Muskel auf. Wenn beispielsweise die Augenbrauen angehoben werden, zeigt sich eine Menge horizontaler Falten auf der Stirn. Mit zunehmendem Alter werden viele dieser Ausdruckslinien zu dauerhaft sichtbaren Falten. Bei dem einen mehr und bei der anderen weniger.

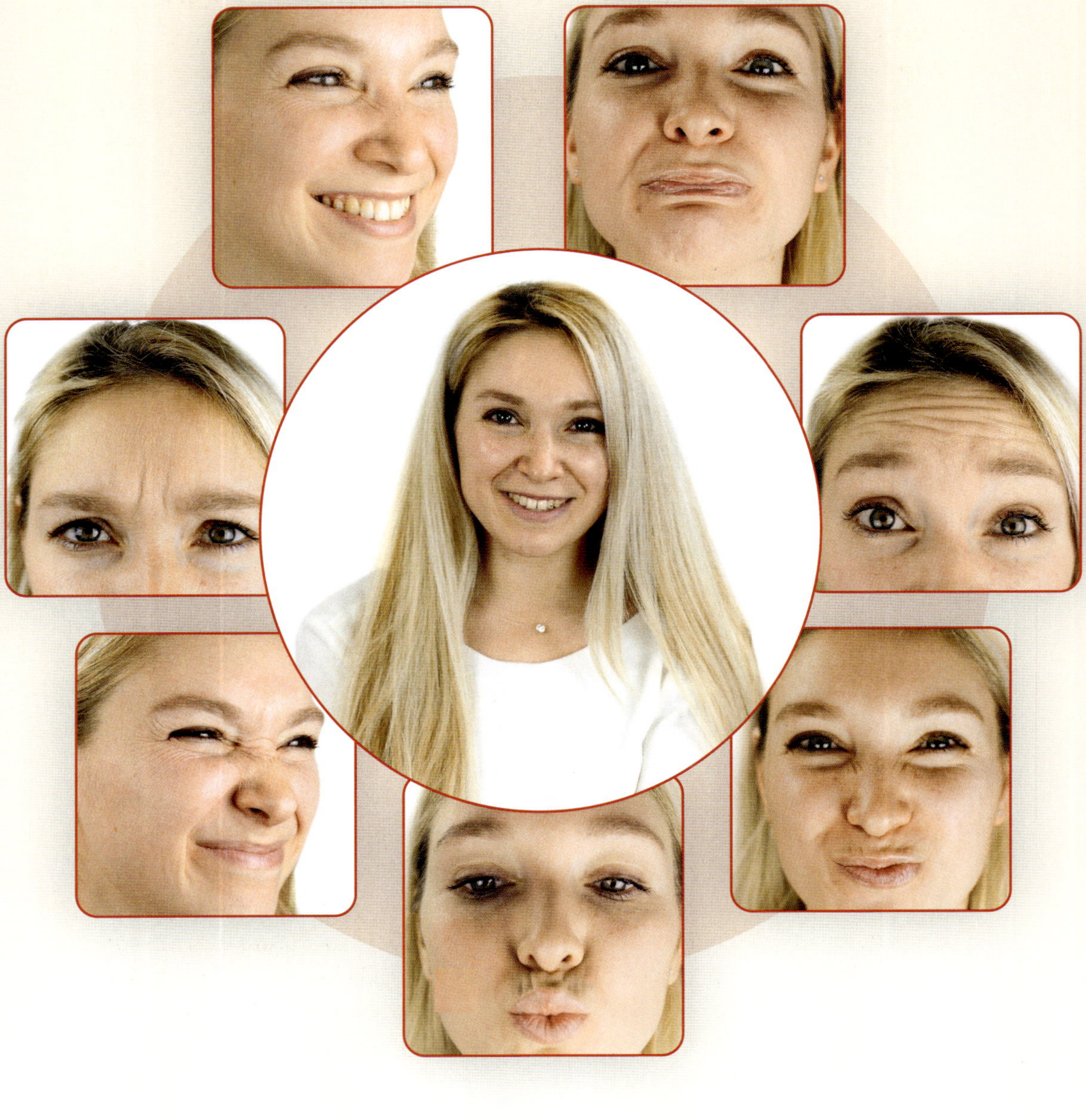

Unser Körper spiegelt unseren Lebensstil wider. Das ist kein großes Geheimnis. Zu den offensichtlichsten Anzeichen zählen die Falten im Gesicht. Denn sie stammen oft von der Mimik, die wir unbewusst häufig zeigen. Wenn wir eine Emotion oder Stimmung nach außen bringen, verziehen wir entsprechend das Gesicht. Natürlich sind Emotionen wichtig im Leben, und keiner sollte darauf verzichten. Es gibt auch keine guten oder schlechten Emotionen, weil sie alle zum Leben gehören und wir mit ihrer Hilfe auch unsere Persönlichkeit ausbilden. Die Falten, die dann irgendwann entstehen, repräsentieren die Intensität und Qualität unserer Lebenserfahrungen.

Wenn wir unbewusst Falten durch unsere Mimik produzieren, können diese von der Haut festgehalten werden. Bei jungen Menschen lösen sich normalerweise die zuvor gezeigten Linien in der Haut wieder auf. Sollte eine Mimik allerdings zur Gewohnheit werden, dann gehen die Falten mehr in die Tiefe und verlassen das Gesicht irgendwann nicht mehr. Auch dann nicht, wenn es sich schon längst wieder entspannt hat.

EIN KLEINER TIPP

Beobachte einmal die Menschen in deiner Nähe: Welcher Gesichtsausdruck und welche Emotionen beherrschen ihr Leben? Frage auch dich selbst, welche Emotionen zu deinen Gewohnheiten geworden sind? Welcher Gesichtsausdruck, welche Grimassen sind es bei dir? Wenn sie dir nicht bewusst sind, dann lass dich von jemandem filmen. Du wirst dich wundern, was du alles mit deinem Gesicht anstellst, ohne es wahrzunehmen.

Oft halten wir Emotionen, die wir nicht aussprechen und nicht verarbeitet haben, in unserem Gesicht fest. Diese unbewusste Mimik zeigen wir auch nachts im Schlaf, da wir in der Regel den Tag und unsere Emotionen während des Schlafens weiterhin verarbeiten. Zudem verleiten uns auch Träume zu Emotionen – und leider oft auch zum Zähneknirschen, das im Laufe der Zeit fatale Folgen für unsere Zähne und Kieferknochen haben kann.

All diese Faktoren führen zu mehr Falten im Gesicht. Mit Tapes aber lässt sich unbewussten Grimassen vorbeugen oder entgegenwirken. Insbesondere in der Nacht können wir diverse Applikationen aufbringen, die unser Gesicht entspannen. Durch korrektes Taping haben wir nicht nur einen entspannteren Schlaf, sondern auch angenehmere Träume. Wir wirken damit nicht nur positiv auf unseren physischen Körper ein, sondern auch auf unser Gemüt. Solltest du trübe Gedanken einmal nicht loswerden, nutze einfach Kinesio-Tapes im Gesicht, und entspanne dadurch deine Muskeln.

Übung: Mimik und Gemüt erforschen

1. Verspanne einmal bewusst dein Gesicht, runzle die Stirn, und nimm eine gebeugte Körperhaltung ein. Beobachte dabei deine Gedanken und dein Gemüt. Wie geht es dir damit? Kannst du an etwas Negatives denken? Wie gelingt es dir in dieser Haltung, an etwas Positives zu denken?

2. Einspanne nun bewusst dein Gesicht, lächle innerlich, atme tief ein und aus, und richte dich dabei auf. Beobachte wieder deine Gedanken und dein Gemüt. Wie geht es dir damit? Kannst du in dieser Haltung an etwas Schlechtes denken, oder kommen dir nur positive Gedanken in den Sinn?

Das Kinesio-Taping ist ein ideales Werkzeug, um unsere Gewohnheit, bestimmte Muskeln zu verspannen, loszuwerden und die unkontrollierte Mimik zu bändigen. Dafür können wir die Tapes auch am Tag bei bestimmten Tätigkeiten nutzen. Wir können zum Beispiel einen Streifen zwischen die Augenbrauen kleben, um das Runzeln bei der Büroarbeit oder im Home-Office ebenso wie die typische Zornesfalte während des Autofahrens zu vermeiden. Es muss nicht unbedingt ein Streifen sein. Ein nett ausgeschnittenes Herz funktioniert auch gut und kann zum Hingucker des Tages werden. Die Abbildung bei der Applikation zur faltenfreien Stirn ein paar Seiten weiter zeigt dir, wie es geht.

Festgehaltene Emotionen loslassen

»Wenn du etwas loslässt, bist du etwas glücklicher. Wenn du viel loslässt, bist du viel glücklicher. Wenn du ganz loslässt, bist du frei«, sagte der buddhistische Lehrer Ajahn Chah. Emotionales Gepäck aus der Vergangenheit, das du möglicherweise noch in deinem Körper festhältst, musst du aus dir herauslassen. Als Menschen haben wir alle eine Geschichte und sollten lernen, Traumatisches und negative Gedankenmuster in uns zu lösen. Vielleicht alten Schmerz aus der Kindheit oder einen Kummer, der durch einen späteren Vorfall entstanden ist, dem wir bislang nicht in die Augen schauen konnten.

Manchmal braucht es therapeutische Unterstützung, aber oft reicht schon so etwas Einfaches wie Atemübungen, damit wir unsere Stimmungen, unsere Emotionen, aber auch die Beziehungen zu Familienmitgliedern und Freunden positiv beeinflussen, Stress abbauen und eine tiefe Akzeptanz unserer selbst entwickeln können. Nur wenn wir das Vergangene akzeptieren und respektieren, können wir uns befreien und tiefen inneren Frieden finden. Wahrscheinlich wird es nie eine Zeit geben, in der das Leben supereinfach ist. Wir müssen lernen, Probleme anzunehmen.

In vielerlei Hinsicht ist die Art und Weise, wie wir mit positiven und mit negativen Emotionen umgehen, nicht so unterschiedlich, wie du vielleicht denken magst. Es geht immer um Hoffnung und Angst. Wenn wir eine herausfordernde Emotion erleben, hoffen wir, dass sie verschwindet, weil wir uns so sehr davor fürchten, dass es unangenehm bleibt oder noch schlimmer wird. Wenn wir ein angenehmes Gefühl erleben, hoffen wir, dass es bleibt oder vielleicht stärker wird. Und wir fürchten, dass diese wunderschöne Emotion verschwinden könnte. Diese ständige Spannung zwischen Hoffnung und Angst ist allgegenwärtig.

Erforsche am besten immer wieder einmal deinen Körper, und achte darauf, wie du auf eine stark negative Emotion reagierst. Was macht dein Körper? Wo empfindest du etwas? Konzentriere dich auf diesen Bereich deines Körpers, und fühle in dich hinein, was auch immer da ist. Wenn du zum Beispiel verärgert bist, bemerkst du möglicherweise ein Engegefühl in deiner Brust und ein Empfinden von Hitze in deinem Hals. Wenn du dir Sorgen machst, setzt sich vielleicht eine tiefe Spannung in deiner Stirn und deinen Schultern fest. Letztendlich werden Emotionen in unserem Körper als spezifische Empfindungen, wie Hitze oder Kälte, Anspannung oder Entspannung, erlebt.

Bemerkst du ein unangenehmes Gefühl in deinem Körper, versuchst du dich wahrscheinlich gegen dieses Gefühl zu wehren und Widerstand zu leisten. Du willst es nicht spüren. Doch es gibt keine Möglichkeit, die schwierigen Dinge im Leben loszulassen, ohne zugleich die angenehmen Dinge auch zu verlieren. Dir kann aber bewusst werden, dass Emotionen vergänglich sind. Es gibt keinen Weg, sie zu verhindern oder dauerhaft erfahren zu können. Sie kommen und gehen einfach, und je weniger wir uns in diese Emotionen hineinsteigern oder unsere Zeit dafür investieren, desto weniger stören sie uns. Der Versuch, sie nicht zu spüren oder festzuhalten, führt nur zu Altlasten im Gemüt und im Körper.

Die Emotion selbst ist nicht wirklich das Problem, vielmehr ist es deine Beziehung oder Einstellung zu einer Emotion. In jedem Menschen existiert Spannung. Sie ist Teil des menschlichen Daseins. Meditation kann dir helfen, dir über all diese Dinge in deinem inneren Erleben klar zu werden. Dann erkennst du, dass du weder deine Emotionen noch deine Gedanken bist. Und was bleibt übrig? Wer bist du? Die Analogie, die hierzu oft gegeben wird, ruft dich auf, die Segel zu setzen und das Boot vom Anker zu lösen. Sobald du all deine Vorstellungen davon loslassen kannst, wer du bist, und lernst, dich in der Unsicherheit auszuruhen, bist du frei.

Zur Schönheit der Meditation gehört es, Emotionen zu erleben, anstatt darüber nachzudenken. Anstatt das Unbehagen zu vermeiden oder wegzuschieben, brauchst du es einfach nur zuzulassen. Gib dich der Emotion hin. Du wirst schon bald merken, dass unter den vergänglichen Emotionen ein unerschöpflicher Vorrat an Frieden, Glück und Gesundheit liegt.

Wir leben in einer Zeit, in der wir Dinge unter den Teppich fegen. Wir leben aber auch in einer Zeit, in der die Menschen anfangen zu verstehen, wie wichtig und vorteilhaft es ist, Emotionen und Schmerzen anzunehmen und dann loszulassen. Bevor wir das begreifen, halten wir Tränen und Wut zurück und merken überhaupt nicht, dass wir unseren Stress verinnerlichen. Wir ballen die Fäuste zusammen und pressen unsere Lippen fest aufeinander. Wir halten den Atem an und blockieren unseren inneren Strom an Lebendigkeit. Unterdrückte Emotionen können gewaltigen Schaden anrichten, sowohl körperlich als auch seelisch. Der Mensch wurde nicht für ständigen inneren Stress konstruiert. Werden Emotionen ständig »reingefressen«, fühlt sich der Körper angegriffen, weshalb er in seinen Überlebensmodus geht. Alles, was nicht unbedingt funktionieren muss, funktioniert dann nicht mehr. Immunsystem, Verdauung – in Gefahr alles unwichtig. Wir vergessen sogar zu atmen.

Gefühle zu haben und Emotionen auf unseren Gesichtern zu zeigen ist wunderbar und nichts, wofür man sich schämen sollte. Genau das macht uns menschlich. Nur sollten wir die Gefühle auch wirklich fühlen und die Energien strömen lassen, statt irgendetwas abzuwehren oder festzuhalten.

Sobald du merkst, dass dein Gesicht Anzeichen von emotionaler und körperlicher »Abnutzung« zeigt, wie Falten, fahle Haut und hängende Wangen, stehen dir eine Menge an Heilungsoptionen zur Verfügung, die dir deine positive Ausstrahlung wiedergeben und auch deinen Geist erfrischen. Nicht zuletzt das Taping. Was du immer brauchst, ist eine freie Atmung, die du nur dann erleben kannst, wenn du lernst, tief auszuatmen. Das Leben besteht aus Nehmen und Geben. Wir nehmen etwas auf, um es dann wieder abzugeben.

Solltest du innerlich unruhig und aufgewühlt sein, versuche tief einzuatmen. Und während du dann lange ausatmest, stellst du dir einfach vor, dass währenddessen alle negativen Gefühle und Gedanken mit ausgeschwemmt werden. Am besten machst du das immer, wenn du merkst, dass du dich schlecht fühlst und etwas in dir ist, das rausmuss, weil es dich sonst vergiften würde. Lerne, bewusst auszuatmen, wenn etwas Ungutes in dir ist. Mit jedem Ausatmen wird das Negative gehen und Platz für etwas Neues schaffen.

Nach diesem kleinen Exkurs steigen wir nun in die Praxis des Kinesio-Tapings ein. Es war uns wichtig, dir zu verdeutlichen, dass Falten durch gewohnheitsmäßige Mimik entstehen können – und die lässt sich auf der physischen Ebene durch das Taping eindämmen, auf der seelischen durch das Loslassen alter festgehaltener Geschichten und Emotionen.

DIE KÖRPERHALTUNG

Ein schönes Gesicht beruht immer auf einer guten und ausgeglichenen Körperhaltung. Für sehr viele Frauen und Männer ist eine gute Körperhaltung genauso wichtig wie eine gesunde Ernährung, erholsamer Schlaf und ausreichend Bewegung. Alltägliche Aufgaben können leichter und mit Energie erledigt werden, wenn der Körper dafür gut gerüstet ist. Zudem wird bei einer aufrechten Körperhaltung Müdigkeit vermindert – eine wichtige Säule für die allgemeine körperliche Gesundheit und einen aktiven Lebensstil.

Teure Cremes, ausgeklügelte Kosmetika und die besten Tapes bringen dir nicht viel, wenn deine Körperhaltung nicht korrekt ist. Die Knochen sorgen für die optimale Ausrichtung deines Körpers, allerdings nur dann, wenn die Spannung deiner Muskeln und Bänder richtig verteilt ist. Stimmt alles, werden die Körperteile mit minimalem Aufwand in der richtigen Position gehalten. Die Muskeln können effizient arbeiten, und der Körper spart Energie. Die kann er für alle anstehenden Aktivitäten und zur Regenerierung verwenden.

Besonders wichtig ist natürlich, dass die einzelnen Wirbel der Wirbelsäule an Ort und Stelle gehalten werden. Einseitige Überlastungen und Verletzungen verringern sich dann automatisch. Zudem wird Rückenschmerzen und allgemeinen Schmerzen und Einschränkungen der Muskulatur vorgebeugt. Viele Folgekrankheiten werden ins Abseits gestellt.

Eine gesunde Körperhaltung einzunehmen und beizubehalten ist eigentlich ganz leicht. Natürlich gehört ein Rundum-Fitness-Programm dazu. Doch auch das Taping ist sehr hilfreich. In unserem Ausbildungsprogramm in unserer *Beauty-Taping Akademie*, bringen wir den Teilnehmerinnen nicht nur Applikationen, sondern auch Übungen für die optimale Körperhaltung nahe.

Die folgende, sehr wohltuende Applikation dient zur Entspannung der Schultern und des Nackenbereichs.

Kinesio-Taping für Nacken und Schulter

Diese Applikation entspannt Hals und Nacken und kann auch Kopfschmerzen lockern.

- **Miss die Länge (wir sprechen von Arbeitsfläche) von der Schulter bis zum Hals ab, und schneide einen entsprechend langen Streifen Tape ab.**
- **Runde die Ecken des Streifens ab.**
- **Leg den Anker an der Schulter an: Das heißt, du entfernst an einem Ende das Papier und klebst das Tape an der Schulter fest.**
- **Neige dein Kopf zur andere Seite, und zieh die Schulter nach unten und hinten.**
- **Nun klebst du das Tape, ohne es zu dehnen, über die ganze Länge bis zum Kopfansatz fest.**
- **Drück das Tape überall an und aktiviere es, indem du deinen Nackenbereich bewegst.**
- **Wiederhohle das Gleiche an der anderen Seite.**
- **Wir empfehlen, diese Applikation über mehrere Tage zu tragen. So lange, wie es für dich angenehm ist. Merkst du schon nach zwei Tagen, dass dich der Streifen stört oder du duschen möchtest, kannst du ihn einfach ablegen.**

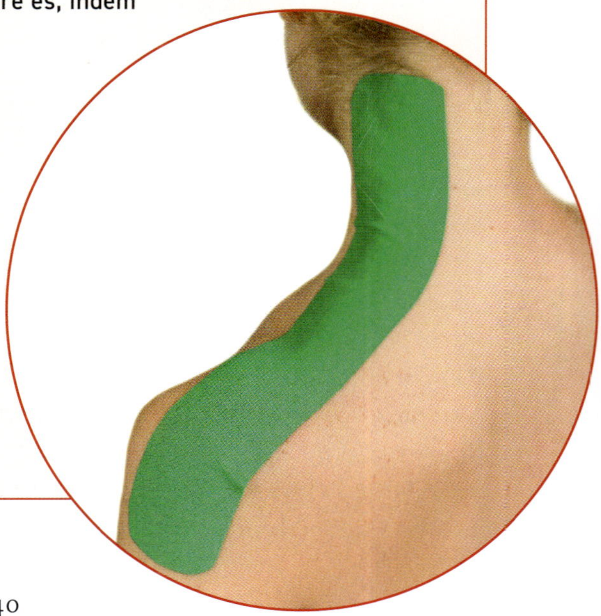

Seit der Digitalisierung leiden immer mehr Menschen an einem »Computerhals« und körperlichen Beschwerden, die auf die ständige Büroarbeit und mangelnde Bewegung zurückzuführen sind. Wir haben deshalb eine wunderbare und heilsame Methode gefunden, wie du trotz sitzender Tätigkeit deine Nackenschmerzen in den Griff bekommen und entspannter deiner Arbeit nachgehen kannst. Auch die folgende Applikation ist so konzipiert, dass du sie selbst anlegen kannst.

Kinesio-Taping für eine gute Haltung bei sitzender Tätigkeit

- Miss die Arbeitsfläche deines Nackenbereichs aus, und schneide zwei entsprechend lange Streifen zurecht. Die Ecken sollten leicht abgerundet werden.

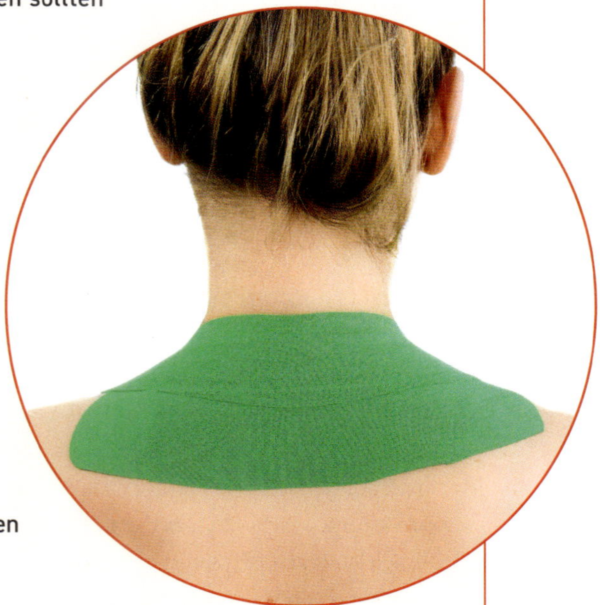

- Das Trägerpapier nun in der Mitte einreißen und das Papier zur Seite schieben.
- Mit etwas Zug an der Wirbelsäule im unteren Nackenbereich festkleben.
- Beide Enden werden dann ohne Zug angeklebt.
- Mit genau derselben Technik den zweiten Streifen direkt darunter anbringen.
- Hier empfehlen wir eine Tragezeit von zwei bis sieben Tagen. Sobald die Applikation zum Störfaktor mutiert, nimmst du sie ab. Natürlich musst du nicht direkt dieselbe Applikation mit neuen Tapes anbringen. Entscheide immer neu, was dir gerade guttut.

Was bedeutet Applikation?

Stücke des Kinesio-Tapes werden zugeschnitten und auf die Haut geklebt. Sie nennen sich Applikationen und können nachts und auch tagsüber getragen werden.

Einen Anker setzen

Die Basis einer Applikation ist der Anker. So nennen wir das Tape-Ende, das ohne Dehnung angelegt wird, während der Wirkungsteil mit etwas Zugstärke oder auch ohne Zug angelegt werden kann.

Achte stets darauf, was dein Körper von dir möchte. Hast du Schmerzen, braucht der Körper deine Hilfe, damit er wieder gesund arbeiten kann. Ignoriere die Anzeichen und Symptome nicht. Oft kannst du schlimmeren Folgen mit einfachen Mitteln entgegenwirken.

Tapes sind auch eine wirksame Methode, um einen Rundrücken mit der Zeit wieder aufzurichten, egal wodurch er entstanden ist. Immer wirkt er sich negativ auf die Lebensqualität aus. Wenn das Skelett richtig ausgerichtet ist, werden die Muskeln vom Körper korrekt eingesetzt. Das senkt nicht zuletzt auch das Risiko für Arthrose und Gicht.

Kommen wir zu den Brüsten. Sie waren schon immer eines der attraktivsten Merkmale des weiblichen Körpers. Diese besonderen »Vermögenswerte« werden nicht nur von Männern, sondern auch von den Frauen selbst geschätzt. Bereits die griechische Göttin Hera soll eine Art Push-up getragen haben, der mit Broschen aus Gold und einhundert Quasten geschmückt war, um ihr Dekolleté stärker hervorzuheben und Zeus vom Trojanischen Krieg abzulenken. Frauen in griechischen und römischen Zivilisationen nutzten auch Brustbänder, um kleinere Brüste zu betonen. Bereits in der vorchristlichen Zeit trugen Frauen gern Kleider, die den oberen Teil der Brüste freilegten, um auf ihre Schönheut aufmerksam zu machen. Tatsächlich liegt das Augenmerk des Mannes häufig auf den Brüsten einer Frau, da sie ihn unbewusst an das schöne und geborgene Gefühl im Kontakt mit der mütterlichen Brust erinnern. Das Oxytocin, das »Kuschelhormon«, das in der Säuglingsphase zu einer positiven Mutter-Kind-Bindung beitrug, sorgt auch für die Bindung potenzieller Partner. Bei Männern wird beim Anblick und beim Berühren von Frauenbrüsten dieselbe Gehirnaktivität ausgelöst wie beim kindlichen Stillen. Aus diesem Grund fühlen sich Männer von Brüsten fast schon magisch angezogen.

Schöne Brüste sind etwas, das aber auch jede Frau liebt. Ein Oberteil oder ein Kleid mit tiefem Ausschnitt sieht natürlich besser aus, wenn du schöne Brüste hast. Doch die Brüste unterliegen von der Jugend bis zum Erwachsenenalter mehreren Veränderungen, die sich auch auf das Aussehen auswirken. Eine gute Pflege tut natürlich immer gut.

Nährende Maske für Dekolleté und Brüste

2 EL Avocadofleisch
1 TL Aprikosenkernöl
1 TL Zitronensaft
2 EL Schmand

Die Zutaten zu einem Brei mixen und auf Dekolleté und Brüste auftragen, die Brustwarzen aussparen. Zwanzig Minuten einwirken lassen und mit warmem Wasser abwaschen. Die Haut wird zart und ebenmäßig.

Der größte Muskel der Brust ist der fächerförmige *Musculus pectoralis major.* Er erstreckt sich von der Achselhöhle bis zum Schlüsselbein über den Brustbereich. Er ist nicht nur wesentlich für die Armbewegung, sondern auch ein wichtiger Part der Atemhilfsmuskulatur.

Eine dauerhaft einseitige Belastung der Brustmuskulatur, wie beim Schwimmen oder täglicher Büroarbeit, kann zu Bandscheibenvorfällen führen. Eine optimale Prävention ist auch hier eine bewusste und aufrechte Körperhaltung im alltäglichen Leben. Die wirkt sich auch auf das Aussehen des Dekolletés aus. Mit der folgenden Applikation kannst du deine Brüste schön halten oder auch wieder in Form bringen und deine Körperhaltung stabilisieren.

Kinesio-Taping fürs Dekolleté

- Miss die Arbeitsfläche von der Mitte der Brust bis zur Schulter ab, und schneide zwei entsprechend lange Streifen mit abgerundeten Ecken zurecht.

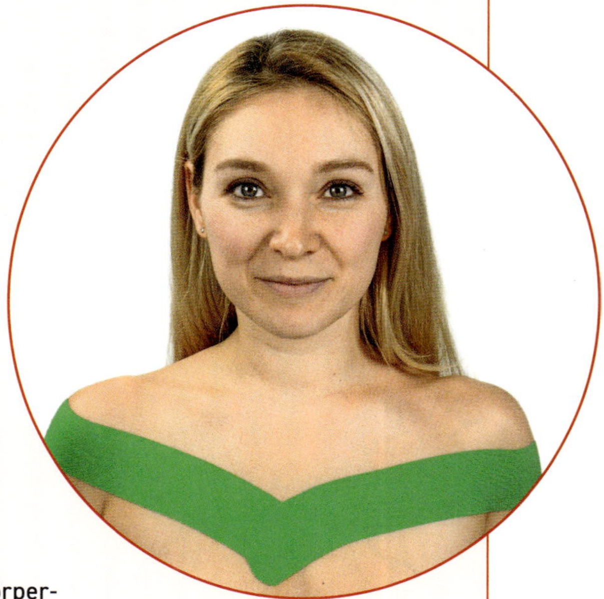

- Zieh deine Schulter nach hinten.
- Setze den Anker an der Schulter.
- Mit zwei Fingern ziehst du den Streifen dann mit einem ganz leichten Zug in Richtung Dekolleté und klebst ihn an.
- Dasselbe machst du an der anderen Seite.
- Aktiviere die Applikation, indem du dich bewegst.
- Wie die anderen Applikationen zur Körperhaltung kannst du auch diese über mehrere Tage hinweg tragen.

Wie du siehst, sind die Applikation simpel anzubringen und können deshalb auch problemlos in deine alltägliche Routine eingebaut werden. Natürlich brauchen einige Applikation etwas Übung, bis sie perfekt gelingen. Du wirst schnell bemerken, dass dich das Taping, insbesondere die Applikationen für die Körperhaltung, entspannter durch den Tag bringt. Dein Körper sollte sich wie eine Brise an einem schönen Frühlingstag anfühlen. Denn nur dann bist du wirklich gesund.

Die Tapes entfernen

Sei auch beim Entfernen der Tapes nett zu dir. Strapaziere deine Haut nicht unnötig, indem du die Streifen mit Gewalt von der Haut reißt. Am besten eignet sich ein langsames Abrollen der Tapes. Halte mit einer Hand ein Ende des Streifens fest, und mit der anderen ziehst oder rollst du das Tape ab. An sehr empfindlichen Stellen, wie um die Augen, empfehlen wir, das Tape erst mit einem milden Gesichtswasser einzuweichen und dann abzuziehen.

Übung zur Bruststraffung

Der klassische Liegestütz ist am besten zur Bruststraffung geeignet und erfordert nur dein eigenes Körpergewicht. Mach täglich zehn Liegestütze, und steigere dich in den nächsten Wochen auf vierzig. Natürlich kannst du auch Pausen einbauen und die Liegestütze über den Tag verteilt absolvieren.

- **Leg dich lang auf den Bauch. Achte darauf, dass deine Füße dicht zusammenstehen und so angezogen sind, dass nur noch Zehen und Ballen den Boden berühren.**
- **Leg die Hände unmittelbar neben deinen Brustkorb, während die Unterarme senkreckt stehen, deine Finger nach vorn zeigen und die Ellenbogen nach hinten.**
- **Zieh deine Schultern zurück. Dein Blick geht zum Boden.**
- **Jetzt atme ein, und spann Rücken-, Po- und Bauchmuskulatur an.**
- **Stoß dich aus den Armen heraus nach oben. Achte darauf, dass du dabei ausatmest und deine Schultern mit nach vorn gehen. Dein ganzer Körper muss in einer Linie bleiben: Spannung halten.**
- **Beug deine Ellenbogen, und zieh die Schultern zurück. Geh mit der Brust Richtung Boden. Achte darauf, bei dieser Bewegung einzuatmen.**
- **Stehen deine Oberarme parallel zum Boden, stoppst du und kommst wieder nach oben. Du kannst auch noch tiefer gehen.**

DIE STIRN

»Um ein böses Gesicht zu machen, musst du fünfundsechzig Muskeln anstrengen. Und um zu lächeln, brauchst du nur zehn. Überanstrenge dich nicht.« Diesen guten Rat gibt uns Cyril N. Parkinson. Mit Sicherheit hast du irgendwann einmal das Sprichwort »Lachen ist die beste Medizin« gehört. Unsere Emotionen können tatsächlich positive und negative Folgen für unseren Körper haben und das Aussehen unserer Haut beeinflussen.

Deine Stimmungen und Ansichten haben den größten Effekt darauf, wie du aussiehst und wie andere dich wahrnehmen. Und so schön Lachen auch ist – es macht Lachfalten. Das bedeutet nicht, dass du nie wieder lachen sollst. Ganz im Gegenteil, du sollst fröhlich sein und so viel lachen, wie du kannst. Denn wir zeigen dir, wie du mit einfachen und völlig unkomplizierten Beauty-Tapes deine »Lachfalten« wieder ausbügelst. Auch auf der Stirn.

Mit der richtigen Anwendung kannst du nämlich eine faltenfreie Stirn haben. Es gibt gleich mehrere Applikationen, um die Haut der Stirn zu glätten. Im Laufe der Zeit wirst du erkennen, welche du benötigst. Eventuell stellt sich eine Applikation als deine Favoritin heraus. Die folgende hilft dir, tiefe und beständige Falten auf deiner Stirn zu reduzieren.

Faltenfreie Stirn 1

Diese Form der Applikation eignet sich hervorragend für ältere Menschen, die oft die Stirn runzeln, was dann auch schon in der Haut zu sehen ist.

- **Miss die Fläche deiner Stirn ab, und schneide dir zwei gleich große Rechtecke zurecht. Sie müssen von der Glabella, dem Bereich zwischen den Augenbrauen, seitlich hoch zum Haaransatz reichen. Den oberen Teil mit der Schere abrunden.**

- **Schneide zusätzlich ein kleines Stück Tape aus, das du dir zwischen deine Augenbrauen kleben kannst. An einer Stelle aufkleben, die Haut vorsichtig etwas lang ziehen und das Tape ganz andrücken.**

- **Nun setzt du einen Anker für das erste große Stück: Du reißt das Papier an einem Ende des ersten größeren Tapes etwas weg und klebst das Tape unten in der Nähe der Brauen an.**

- **Zieh nun die Haut in Richtung Haaransatz seitlich nach oben, und kleb den Rest des Streifens auf.**

- **Der zweite Streifen wird zum Teil auf den ersten geklebt, aber nur so weit, dass die unteren Ecken auf dem Mittelpunkt der Glabella aufeinandertreffen. Am Ende muss ein Herz auf deiner Stirn zu sehen sein.**

- **Aktiviere nun die Applikation, indem du die Tapes glatt streichst und die Stirn bewegst.**

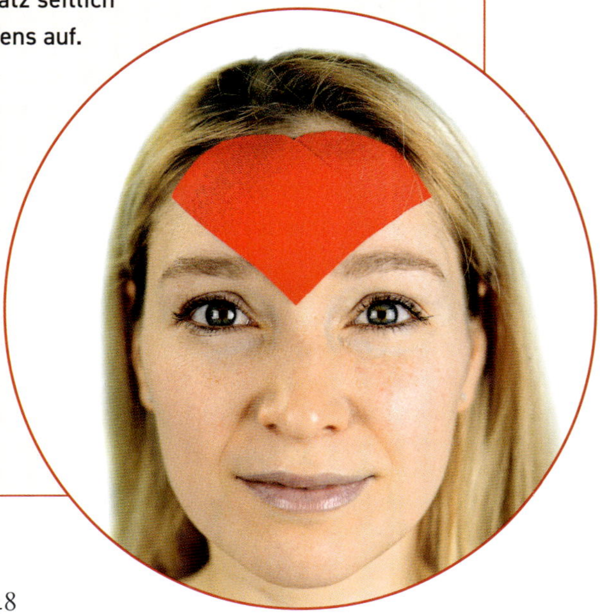

Wie wird eine Applikation aktiviert?

Jede Applikation wird nach dem Aufkleben aktiviert. Dafür streichst du ein paarmal fest über die aufgeklebten Tapes und bewegst die entsprechende Körperpartie.

Stress ist der ärgste Feind der Jugend. Er kann dein Gesicht viel schneller altern lassen. Stress ist der größte Stimulator des lästigen Hormons Kortisol. Es steuert jedes Organ an, Blutgefäße werden unter seinem Einfluss porös, Hautzellen regenerieren sich schlechter, und die Zellerneuerung kann sich bis um die Hälfte verlangsamen. Dazu kommt eine in Stresszeiten oft besonders schlechte Ernährung. Nicht umsonst heißt es: Der Mensch ist, was er isst. Und wenn wir unter Druck stehen, sehen Schokoriegel, Kartoffelchips oder ein ansprechender Cocktail oft verlockender aus als in Zeiten der Gelassenheit.

Übermäßige Sorgen und Ängste können ebenso zu einem häufigen Anheben der Augenbrauen führen wie Lachen. Im Laufe der Zeit werden dann Falten sichtbar. Interessanterweise leiden Menschen mit ausgeprägten Stirnfalten auch häufiger unter Spannungskopfschmerzen und Nackenschmerzen, da nicht nur die Stirnmuskulatur angespannt wird, sondern gleichzeitig auch der Nacken.

Beauty-Taping dient nicht zur Hautstraffung, sondern dazu, die Muskeln zu verlängern und in einen entspannteren Zustand zu bringen. So wird die Haut an der entsprechenden Stelle geglättet, und wir können – nach einer Nacht mit Tape – entspannter in den Tag starten.

Die Haut im Wirkungsbereich soll nur leicht gedehnt werden, da schon eine minimale Verschiebung – wir sprechen von Translokation der Haut – genügt, um einen positiven Effekt zu erzielen. Natürlich kann das Tapes auch straffer aufgebracht werden. Um deine Haut zu bearbeiten, reicht eine leichte Zugstärke aber vollkommen aus.

Vielleicht bist du auch der Typ Frau, der überhaupt nicht die Stirn runzelt und Emotionen nicht wirklich nach außen bringt. Für dich wäre dann ein normales Lifting gut. Die nächste Applikation zeichnet sich nicht durch ein schönes Herz aus, sondern gleicht mehr oder weniger dem Buchstaben T. Sie besteht aus drei Teilen: zwei großen Rechtecken und einem kleineren.

Faltenfreie Stirn 2

Diese Applikation ist das perfekte Stirn-Lifting. Falls du die Tapes nicht tagsüber tragen möchtest, weil Leute oder eventuell auch »Mister Wonderful« in der Nähe sind, eignet sich diese Applikation sehr gut für die Nacht.

- **Miss die Arbeitsfläche auf deiner Stirn ab, und schneide ein kleines und zwei große Rechtecke von der Taperolle.**
- **Kleb das kleinere Stück Tape auf die Glabella, indem du die Haut mit deinen Fingern leicht auseinanderziehst, um dieses Areal zu glätten.**
- **Das erste größere Rechteck klebst du unten fest und ziehst die Haut von diesem Anker aus leicht in Richtung Schädeldecke. Mit etwas Druck bringst du den restlichen Teil des Tapes auf.**
- **Das zweite große Stück muss genauso angebracht werden wie das erste, nur zur anderen Seite.**
- **Zum Schluss aktivierst du die Applikation.**

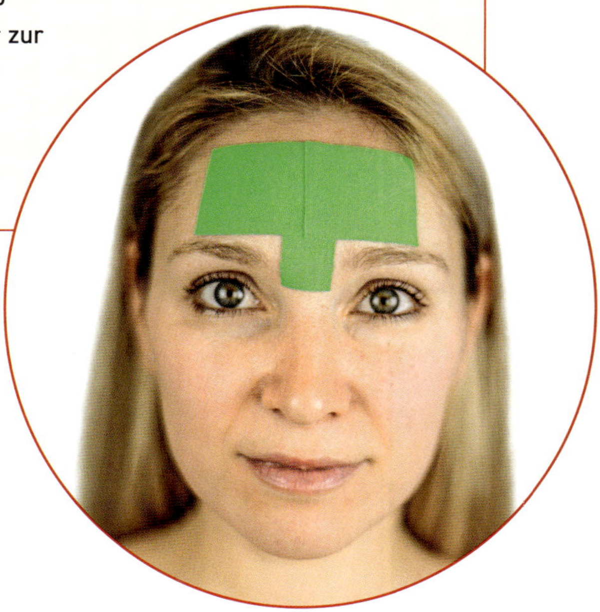

Dein Gesicht soll den Menschen, mit denen du interagierst, Emotionen vermitteln. Das Verengen der Augen oder das Anheben der Augenbrauen ist nur ein Werkzeug, mit dem du dich ausdrückst. All diese Bewegungen führen irgendwann zu Sorgenfalten, Stirnfurchen, Glabellafalten oder auch »den 11ern«, wie sie manchmal genannt werden. Auch ein Dünnerwerden der Haut oder zu viel Sonne können Ursachen sein. Der beste Weg, die Stirnfalten weniger auffällig zu machen, besteht darin, ihr Auftreten frühzeitig zu verhindern. Die folgende Applikation hilft aber auch beim Reduzieren bestehender Stirnlinien.

Faltenfreie Stirn 3

- **Schneide dir fünf schmale Streifen Tape zurecht, einer darf etwas länger sein.**
- **Beginne mit dem mittleren, etwas längeren Streifen. Reiße das Trägerpapier einen Zentimeter breit ab, um den Anker setzen zu können. Du klebst das Stück Tape zwischen oder leicht oberhalb der Augenbrauen an die Stirn und ziehst das restliche Trägerpapier ab.**
- **Die Haut über dem Anker ziehst du leicht zum Haaransatz hin und klebst den Streifen vollständig auf.**
- **Kleb links und rechts davon jeweils in einem Abstand von einem Zentimeter weitere zwei Streifen Tape auf.**
- **Anschließend aktivierst du die Applikation.**

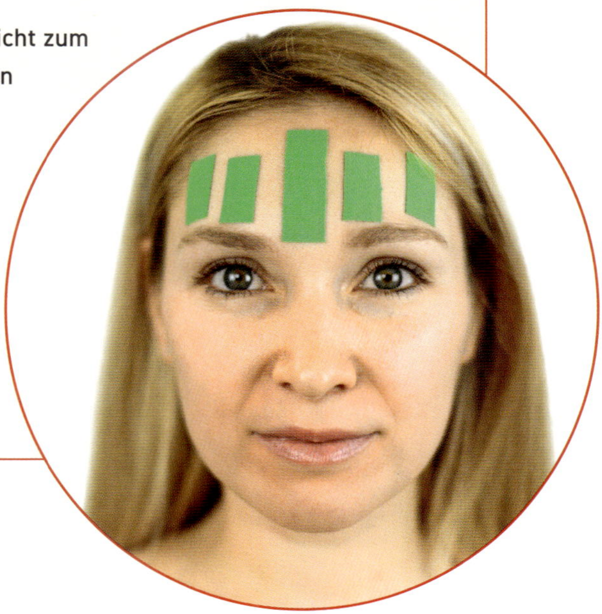

EIN KLEINER TIPP

Befeuchte deine Haut, sooft es geht. Wenn du bereits vierzig plus bist, verwende ein naturbelassenes Serum und trag zusätzlich eine Feuchtigkeitscreme auf natürlicher Basis auf.

Die ersten Anwendungen der Beauty-Tapes werden für dich ungewöhnlich sein. Vielleicht fühlst du dich wie ein DHL-Paket unter den »Aufklebern«, aber mit der Zeit gewöhnst du dich daran. Vor allem, wenn du erst einmal merkst, wie effektiv die Beauty-Tapes für dein Gesicht sind.

Deine Augen zeigen die Kraft und Aufgeschlossenheit deiner Seele, aber die Augenbrauen verleihen dem Gesicht Form und Ausdruck, was bedeutet, dass dich tief liegende Augenbrauen müde oder sogar böse wirken lassen, auch wenn du gar nicht in diesem Zustand bist. Hoch sitzende Augenbrauen erzeugen hingegen ein strahlendes, freundliches und viel jüngeres Aussehen. Mit zunehmendem Alter allerdings sinken die Augenbrauen herab, weshalb die Haut erschlafft und die Lider ihre Spannung verlieren. Erblich bedingte Schlupflider verstärken diesen negativen Effekt.

Deine Augenbrauen wieder in die richtige Position zu bringen, sprich, sie anzuheben, kann dir mit der folgenden Applikation gelingen.

Kinesio-Taping zum Heraufheben der Augenbrauen

- Miss die Fläche von deinen Augenbrauen bis zum Haaransatz ab, und schneide dir zwei gleich große Streifen zurecht. Runde die Ecken mit einer Schere ab, damit dein Haar nicht in Mitleidenschaft gezogen wird.
- Reiß das Trägerpapier ein Stücken ab, und bringe eine Seite des ersten Streifens unmittelbar über der Augenbraue an.
- Zieh deine Haut nach oben, und fixiere mit Druck langsam das Tape von unten nach oben.
- Genau dasselbe machst du auf der anderen Seite.
- Aktiviere die Applikation, indem du dich bewegst.

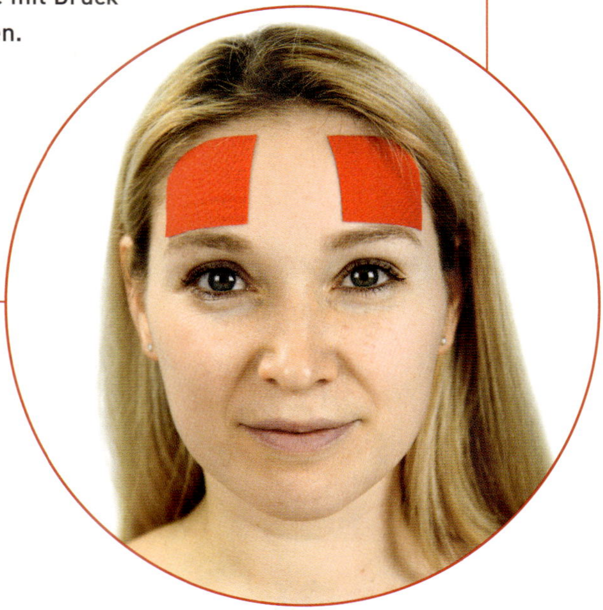

DIE AUGEN

»Wer nicht jeden Tag etwas Zeit für seine Gesundheit aufbringt, muss eines Tages sehr viel Zeit für die Krankheit opfern«, sagte Sebastian Kneipp. Auch für die Schönheit lässt sich dieser Satz abwandeln. Und die strahlt bekanntermaßen besonders aus unseren Augen. Doch nach etlichen Jahren des Blinzelns, Lachens, Schielens und Augenverdrehens entstehen irgendwann mehr oder weniger schöne Falten um die Augen herum. Je öfter du deine Gesichtsmuskeln benutzt, desto eher und auch intensiver erscheinen feine Linien an deinen äußeren Augenwinkeln. Im Volksmund werden sie als Krähenfüße bezeichnet. Sie zeigen sich anfangs als leichte Lachfältchen, die sofort wieder verschwinden. Im Laufe der Jahre können sie beständig bleiben, als ein Teil des natürlichen Alterungsprozesses.

Tiefe Traurigkeit, Trauer und andere Verlustgefühle zeigen sich in den Linien unter den Augen. Diese Falten können auch auf jemanden mit einem stressigen Lebensstil hinweisen, der durch mangelnde körperliche Tätigkeit, schlechte Ernährung und negative Emotionen gekennzeichnet ist.

Die Haut an den Augenpartien sind eher von Falten betroffen als andere Stellen, da hier weniger Fettdepots liegen und die Haut daher viel dünner ist. Verliert sie an Elastizität und Feuchtigkeit, wird sie entsprechend rissiger und verliert an Spannkraft. Durch die zusätzlichen Muskelkontraktionen der Mimik bleibt irgendwann ein Abdruck zurück.

Um die Augenpartien so lange wie möglich zu schützen und frisch zu halten, solltest du vor allem an sonnenreichen Tagen Sonnenschutzmittel mit hohem Lichtschutzfaktor auftragen. Zusätzlich hilft auch das Tragen von Sonnenhut und Sonnenbrille, um unnötiges Augenzusammenkneifen zu reduzieren.

Nicht nur die Sonne kann unserer Augenpartie schaden, sondern auch das Flackern von Bildschirmgeräten. Oft merken wir nicht, wie wir unsere Augen zusammenkneifen, wenn wir längere Zeit auf ein und dieselbe Sache starren. Dadurch entstehen nicht nur Krähenfüße und weitere Falten im Gesicht, sondern auch Spannungskopfschmerzen und Migräneanfälle.

Eine ausgewogene Ernährung hilft dir, deine Sehkraft lange auf einem hohen Niveau zu behalten. Bediene dich an den unterschiedlichsten Pflanzenölen, an Karotten, sämtlichen Kohlsorten und Nüssen. Neben ausreichend Schlaf empfehlen wir dir unseren absoluten Liebling im Bereich des Beauty-Tapings, den du auf jeden Fall in deine Schlafroutine einbauen solltest. Diese Applikation ist für das Augenlifting geeignet, insbesondere bei Krähenfüßen oder auch den bekannten Kissenfalten, mit denen sich Seitenschläfer oft herumplagen.

EIN KLEINER TIPP

Reinige deine Augen jeden Morgen und jeden Abend mithilfe von Reinigungstüchern, um Hautschüppchen, Talgablagerungen und Verklebungen an den Augenlidern und den Wimpern entgegenzuwirken. Massiere dann kreisförmig mit deinem zuvor gewaschenen Zeigefinger vorsichtig am Wimpernansatz des unteren Augenlids. Danach schließt du deine Augen und massierst kreisförmig mit etwas Druck am oberen Augenlied direkt am Wimpernansatz. Sollte nach der Massage Sekret aus deinem Auge fließen, befeuchtest du ein sauberes Wattestäbchen und hebst die Flüssigkeit vorsichtig aus deinem inneren Augenwinkel ab.

Probiere auch mal eine Kartoffel-Augenmaske gegen Augenringe. Eine kleine Kartoffel schälen und zu einem Brei reiben oder mixen. Den Brei für zwanzig Minuten unter die Augen geben. Dann mit lauwarmem Wasser abwaschen und eventuell Augencreme auftragen.

Kinesio-Taping bei Krähenfüßen und Kissenfalten

- Miss die Arbeitsfläche vom Jochbein bis zum oberen, äußeren Augenrand ab, in der Regel sind es circa fünf Zentimeter.
- Schneide ein Quadrat in dieser Größe aus, falte es zu einem gleichschenkligen Dreieck, und schneide es an der Faltstelle in zwei Teile.
- Reiße das Trägerpapier in der Mitte einer Ecke ab. Der Anker ist auf dem Jochbein, dort klebst du diese Ecke an.

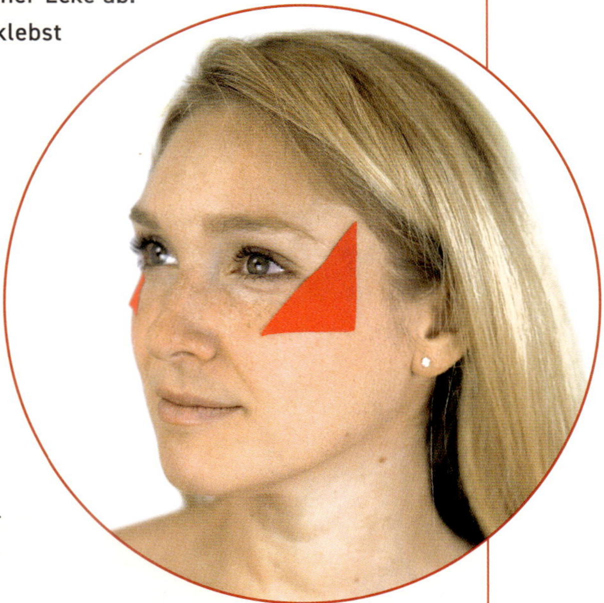

- Forme nun deinen Mund zu einem »O«, und mach gleichzeitig deine Augen weit auf, um die Haut unter dem Auge zu straffen.
- Kleb das Dreieck ohne Zug auf.
- Auf der anderen Seite gehst du genauso vor.
- Aktiviere anschließend durch ein paar Gesichtsbewegungen die Applikation.
- Sollten bei dir die Stellen am äußeren Augenwinkel empfindlich sein, dann betupfe die Haut dort mit einem Tropfen Mandelöl oder mit einem erdölfreien Pflegelippenstift, bevor du das Tape anbringst. Dann klebt es an dieser Stelle nicht an und reizt diese kleine empfindliche Hautstelle nicht.

Viele Mensch wachen morgens auf, gehen ins Bad und fragen sich: Warum bloß habe ich in den Spiegel geschaut? Angeschwollene Augenlider sind ein Schrecken. Es sind Wölbungen, die über die eigentliche Form des Augenlides hinausgehen. Durch Weinen, Schlafmangel, eine sehr herzhafte Ernährung und Alkoholkonsum werden diese Schwellungen gefördert. In der Regel normalisiert sich das Augenlid im Laufe des Tages.

Oft ist ein Stau der Lymphe für diese Wasseransammlung verantwortlich. Eine waagerechte Schlafposition kann einen reibungslosen Lymphfluss stören, somit staut sich die Flüssigkeit im Bereich der Augen, die an ebendieser Stelle nicht ablaufen kann.

Salz, Alkohol und Koffein entwässern den Körper und steigern das Risiko für Ödeme sowohl an den Augen als auch an den Wangen und Lippen. Bei einem Augenlidödem kann sich das Auge nicht mehr vollständig schließen, dadurch wird die Schutzfunktion gemindert, und Bakterien können sich im Auge ausbreiten und schwere Entzündungen hervorrufen, zumal sich ein derart belastetes Auge nicht mehr genügend mit Flüssigkeit versorgen kann.

Ein Blick sagt in der Tat mehr als tausend Worte. Ein einziger Blick kann deine komplette Zukunft bestimmen, sei es in der Liebe oder im Beruf. Und nicht umsonst heißt es: Das Schönste am Schenken ist das Leuchten in den Augen des Beschenkten.

Wir sollten versuchen, unsere Ausstrahlung so lange wie möglich schön zu halten, weil wir in unseren Mitmenschen und in uns selbst damit positive Gefühle auslösen können. Wenn wir in den Spiegel schauen und sehen, wie jung und gesund wir uns durch einfache Mittel gehalten haben, fühlen wir uns gut – und das geht auf unsere Seele über. Wir haben mehr Spaß im Leben. Viele Dinge, die Arbeit, das Familienleben, Partnerschaften, Nachbarschaften, Freundschaften und vieles mehr, gehen wir positiv an.

Kinesio-Taping gegen geschwollene Augenlider

Um Wasseransammlungen am oberen Augenlid zu vermeiden, haben wir eine weitere Applikation entworfen. Diese Methode bedarf keiner großen Beschreibung, da du von den entstandenen Tape-Resten anderer Applikationen nur kleine Eckchen brauchst, die du einfach seitlich neben das obere Augenlid klebst. Am besten eignen sich die Reste abgerundeter Streifen. In der Anwendung ist es keine große Sache – die Wirkung dieser Applikation aber ist gewaltig. Nutze sie vor allem über Nacht.

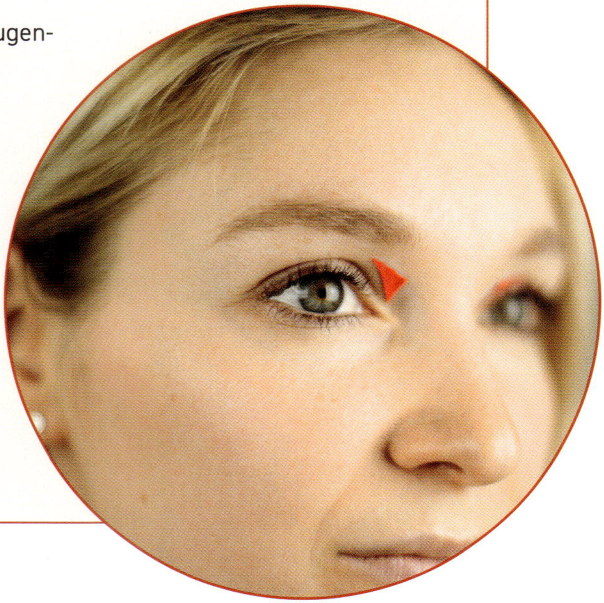

Nahrung für die Augen

Vitamin A ist essenziell für die Augen. Fehlt es dir, dann bist du nur noch schwer in der Lage, etwas mit den Augen zu fixieren. Oder sie ermüden und brennen schnell. Vitamin A findest du in Eiern, Butter und Milchprodukten. Pflanzlich gibt es die Vitamin-A-Vorstufe Beta-Carotin in grünem, gelbem und rotem Gemüse und Obst: in Karotten, Paprika, Spinat, Brokkoli, Kirschen oder Grapefruit zum Beispiel.

Versuche außerdem, mehrmals in der Woche Brennnesseltee zu trinken. Brennnessel ist ein richtiges Wundermittel und wird seit mehr als dreitausend Jahren bei Entzündungen, Hautkrankheiten und zur Blutbildung verwendet. Eine gute Durchblutung ist sehr wichtig für deine Haut der Augenpartie, um gezielter Falten vorzubeugen.

Wenn die Augen die Fenster der Seele sind, sind die Bereiche unter den Augen die Fenster zu den Nieren, dem wichtigsten Entgiftungsorgan des Körpers. Nicht annähernd so poetisch, aber ein gesundheitliches Merkmal, das von Praktikern der alten chinesischen sowie der altrussischen Medizin sehr ernst genommen wird. Denn unsere signifikanten Gesichtslinien verraten immer auch etwas über unsere Gesundheit. Und Wasser belebt nicht nur deine Haut und deine Augen, sondern spült die Organe, die deinen Körper und deinen Geist vor Giftstoffen bewahren. Anstatt zuckerhaltige Getränke zu konsumieren, greife besser einfach nach Wasser. Es ist nicht nur kostengünstig, sondern ein Garant für Gesundheit und Schönheit. Bei einer ausreichenden Wasserzufuhr kannst du nicht nur mit einer prallen Haut erstrahlen. Auch Hautunreinheiten, wie Mitesser und Pickel, lassen schneller nach. Der Körper ist einfach weniger vergiftet und kann auch die Poren seiner Haut leichter reinigen. Deinen täglichen Wasserbedarf kannst du dir selbst ausrechnen: dreißig Milliliter Wasser pro Kilogramm Körpergewicht. Beginne deinen Tag am besten gleich mit zwei großen Gläsern Wasser.

Bevor du das nächste Kapitel anfängst, geh doch einfach mal in dich, und lass die bis hierhin erarbeiteten Informationen auf dich wirken. Mag sein, dass du eine der Frauen bist, die seit vielen Jahren erfolglos ihre Falten zu bekämpfen versucht. Mag auch sein, dass du denkst, die einzige zu sein, die Falten hat und versucht sie zu retuschieren. Aber du hast bis hierhin erfahren, wie viele Milliarden von Menschen mit dem Alterungsprozess kämpfen. Das fing schon Tausende Jahre vor deiner Geburt an. Seit jeher gibt es unzählige Methoden zur Hautverjüngung. In den letzten Jahrzehnten sind Botox-Behandlungen, Hyaluronsäure-Filler und operative Eingriffe dazugekommen. Zum einen wird viel Werbung dafür gemacht, zum anderen werden nach dem Eingriff direkt tolle Effekte sichtbar. Aber mit der Zeit machen dich solche Eingriffe abhängig.

Mit einer gesunden Ernährung, kleinen Fitnessübungen über den Tag verteilt, Spaziergängen in der Natur und ein paar Applikationen verbesserst du deine Gesundheit und dein Aussehen nachhaltig. Und mit diesem Buch hast du dafür den Anfang gemacht.

Weißt du, was wirklich schön ist? Schön, gesund und voller Energie zu sein. Diese Eigenschaften kann dir keine Spritze und keine Operation geben.

DIE KAUMUSKULATUR

»Tugend ist Gesundheit und Schönheit und Wohlgestalt der Seele. Laster aber Krankheit und Hässlichkeit und Schwäche.« Auch Platon ist mit uns, wenn wir uns um Gesundheit und Schönheit gleichermaßen kümmern. Und damit kommen wir jetzt zum Bereich der Kaumuskulatur. Neben den Zähnen und dem Zahnfleisch kann der gesamte Kauapparat, speziell die Kiefergelenke, von Erkrankungen betroffen werden. Unangenehme bis schmerzhafte Beschwerden vor dem Ohr, ein Knacken bei diversen Mundbewegungen oder auch Schmerzen am Morgen im Bereich des Kiefergelenks sind Symptome für Fehlfunktionen oder Überlastungen des Kauapparates. Der Unterkiefer ist über das Kiefergelenk mit dem Schläfenbein des Schädels verbunden, was eine Bewegung auf allen Ebenen des Gesichts ermöglicht. Der kräftigste Kaumuskel ist der viereckige *Musculus masseter,* der in zwei Regionen unterteilt ist. Der oberflächliche Bereich kommt vom Schädel unterhalb der Augenhöhle, während der tiefere Teil vom Schädel oberhalb des Kiefers herführt.

Wenn die Kaumuskulatur verspannt ist, gibt es nicht nur Probleme in ästhetischer Hinsicht, sondern auch starke gesundheitliche Einschränkungen. Ein Hypertonus des *Musculus masseter* sorgt für nächtliches Zähneknirschen, auch unter Bruxismus bekannt. Es ist eine unbewusste Kaumuskelaktivität, ein starkes Kieferpressen und eben Zähneknirschen. Zu den häufig auftretenden Symptomen gehören aber auch Kopf- und Gesichtsschmerzen, Nacken- Schulter- und Rückenschmerzen, Migräne und Tinnitus.

Der *Musculus temporalis* ist ein breiter Muskel, der sich auffächert, um einen Großteil des Schläfenbeins an der Seite des Schädels zu bedecken. Er haftet an der Schläfenmuskulatur an, hat einen breiten, eben fächerförmigen Ursprung an der Seite des Schädels und verdichtet sich zu einer Sehne, die am Kiefer anhaftet. Wenn du deine Hände an die Schläfen legst und anfängst, die Kaumuskeln zu beanspruchen, dann merkst du an deinen Fingern eine starke Bewegung der Schläfen.

Diese kleine Beschreibung von Muskelaufbau und -aktivität soll dir verdeutlichen, dass die Kaumuskulatur den ganzen Körper beeinträchtigen kann, wenn dieser Teil des Gesichts vernachlässigt wird. Damit du deine Kaumuskulatur fit halten kannst, um unschöne Veränderungen und körperliche Beschwerden zu vermeiden, haben wir unsere Tricks mit den Kinesio-Tapes weiter ausgebaut.

Kinesio-Tapes für die Kaumuskeln 1

Diese Applikation entspannt das Gesicht über den breiten Kaumuskel, der sich bis in die Schläfe auffächert. Du kannst sie auch sehr gut in der Öffentlichkeit tragen. Mit hautfarbenen Tapes und einer Haarsträhne über der Schläfe fällt sie überhaupt nicht auf.

- **Miss die Arbeitsfläche vom äußeren Augenbereich bis zum Haaransatz ab, und schneide einen entsprechenden Streifen Tape aus.**
- **Leg den Anker mit der länglichen Seite des Streifens am Ende der Augenbraue an.**
- **Löse das Trägerpapier.**
- **Wichtig ist nun, dass du deine Haut an der Seite zum Haaransatz ziehst. Erst dann klebst du die Applikation komplett auf und aktivierst sie.**
- **Ebenso verfährst du auf der anderen Seite des Gesichts.**

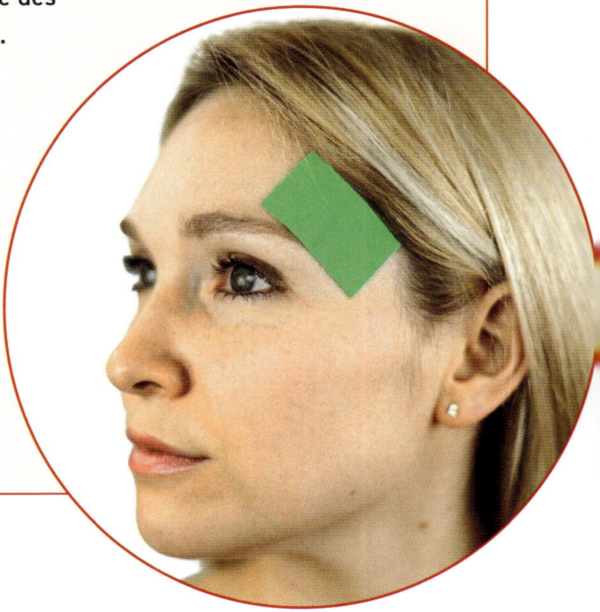

Auf der ästhetischen ebenso wie auf der gesundheitlichen Seite können wir mit diesen Applikationen so viele Vorzüge genießen. Unser Gesicht wirkt deutlich entspannter, und die Gefahr von Problemen, die oft aus Kieferspannungen resultieren, wird stark reduziert.

Schönheit und eine positive Ausstrahlung des Gesichts bieten uns unbestritten Vorteile in der Gesellschaft. Attraktive Menschen werden laut psychologischer Studien als klüger und besser bewertet und bei Einstellungsgesprächen mehr geschätzt. Gehaltsverhandlungen laufen auch fließender.

Was attraktiv ist, ist zum Glück aber auch Geschmackssache. Weltweit existieren so viele unterschiedliche Charaktere und eben auch Ausstrahlungen. Der eine Mensch ist cholerisch, der andere ist sehr gesprächig, und dann gibt es Menschen, die eher schweigsam sind, oder solche, die sich nicht gut ausdrücken können und deshalb ihre Gefühle in einen Käfig sperren.

Laut der Komplementärmedizin trifft der letzte Charaktertypus auf Menschen zu, die einen recht klein geratenen Kiefer haben. Kleine Kiefer sind der häufigste Grund für ein Ungleichgewicht im Gesicht. Die daraus folgenden Energieblockaden speichern sich im Kiefer ab, weshalb Menschen mit kleineren Kiefern häufiger zu nächtlichem Zähneknirschen neigen.

EIN KLEINER TIPP

Wir empfehlen dir, täglich deine Kiefermuskulatur zu massieren, indem du deine Wange zwischen Daumen und Zeigefinger bringst, direkt neben dem Kiefergelenk. Die Wangenmuskulatur kannst du gut von innen mit dem Daumen und von außen mit dem Zeigefinger massieren. Es kann gut sein, dass dir die ersten Male wehtun, aber das zeigt nur, wie verspannt deine Kaumuskulatur ist.

Kinesio-Tape für einen entspannten Kiefer

- Miss die Arbeitsfläche vom Unterkiefer bis zum Jochbein ab, und schneide ein entsprechendes Band von der Rolle.
- Den Anker setzt du an den unteren Kieferrand und entfernst das Trägerpapier.
- Mit geöffnetem Mund ziehst du das Tape mit etwas Zug nach schräg oben und klebst es komplett auf.
- Das Gleiche machst du auf der anderen Seite.
- Zum Schluss aktivierst du die Applikation.

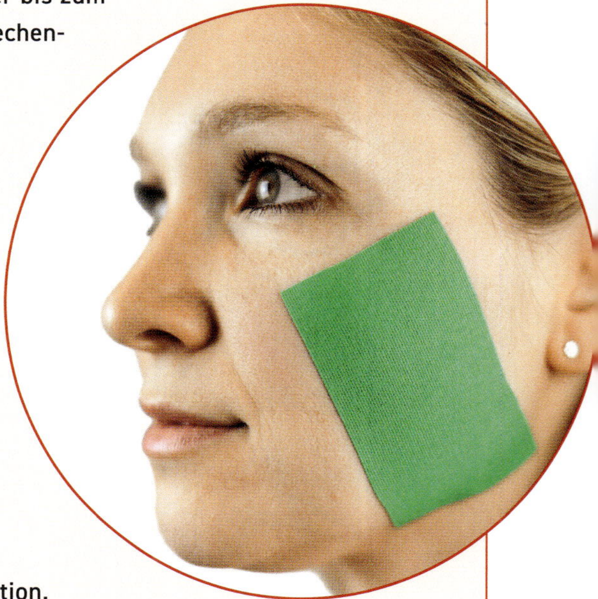

Wie du mittlerweile gemerkt hast, existieren so viele Möglichkeiten, mit einfachen Schritten dein Aussehen und deine Gesundheit zu fördern. Hättest du gedacht, dass so simple Mittel wie ein Klebeband aus Naturfasern deinen Körper verändern kann? Ein paar kleine Veränderungen in deiner täglichen Routine – Handy und TV-Gerät aus dem Schlafzimmer entfernen, mehr Wasser trinken oder nach einer Orange anstatt nach einem Schokoriegel greifen – können deine Ausstrahlung äußerst positiv beeinflussen.

Du wirst schon bald feststellen, dass aktive Veränderungen in deinem Alltag auch auf deinen Körper übergehen und du ihm immer mehr Gutes tun willst. Du wirst schnell spüren, wie du dich innerlich von Lasten befreien kannst und beginnst, dich so richtig wohlzufühlen. Biete deinem Körper schöne Dinge an, damit deine Seele Lust hat, in ihm zu wohnen.

Übung zur Entspannung der Kaumuskulatur

Für diese Übung benötigst du eine kleine Faszienrolle oder einen kleinen Massageball.

- **Setz dich aufrecht und entspannt hin.**
- **Setz deine Rolle oder den Ball mit der flachen Hand unterhalb des Kiefergelenks an.**
- **Rolle langsam mit leichtem Druck über den starken Kaumuskel von oben nach unten bis zum Winkel des Unterkieferknochens.**
- **Setz die Rolle oder den Ball dann ein Stückchen weiter Richtung Gesichtsmitte an.**
- **Rolle leicht schräg nach hinten runter, also wieder zum Kieferwinkel hin, um deine komplette Kaumuskulatur zu bearbeiten.**
- **Mach diese Übung ein paarmal pro Woche, und du wirst schnell bemerken, wie sehr es deinen Kopf und deine Kaumuskulatur entspannt, weil du nachts weniger Druck auf deinen Kiefer ausübst.**

NASOLABIALFALTEN

»Eine Frau wird nicht dadurch erotisch, dass sie ihre Brüste oder ihren Hintern zeigt, sondern durch ihre Ausstrahlung.« Das sagte Georgio Armani. Und an genau dieser Ausstrahlung arbeiten wird hier. Jetzt im Bereich der Nasolabialfalten. Das sind die beiden kräftigeren Linien auf beiden Seiten des Mundes, die eher zum Vorschein kommen, wenn wir lächeln.

In der Komplementärmedizin werden Nasolabialfalten zur Diagnostizierung unterschiedlicher Erkrankungen benutzt. Zum Beispiel deutet eine ausgeprägte rechte Nasolabialfalte auf schmerzhafte Gallenerkrankungen, Verspannungen im Zwerchfell, einseitige Herzklappenerkrankungen und ausgeprägte Vertiefungen allgemein auf Schwierigkeiten im unteren Bereich des Magen-Darm-Traktes hin. In der Akupressur ist die Nasolabialfalte die Leitstruktur für den Dickdarm. Außerdem liegt genau in der Mitte dieser Falte der Punkt, der bei Erkrankungen der Nasennebenhöhlen und bei Gesichtslähmungen sehr wirksam sein soll.

Menschen, die von Trauer und Enttäuschungen geprägt sind, tun sich schwer, ein Lächeln aufzusetzen, weshalb die Haut um die Nase herum schlaff wird und sich die Nasolabialfalten deutlicher zu erkennen geben.

Mit Ausnahme von Neugeborenen und Menschen, deren Gesicht aufgrund einer Krankheit gelähmt ist, hat jeder Nasolabialfalten. Diese Bereiche bestehen aus dichten Bündeln von Fasergewebe und Muskeln und kommen mit zunehmendem Alter mehr zum Vorschein. Sobald die Haut schlaff und dünner wird, werden auch die Nasolabialfalten vermehrt wahrgenommen. Eigentlich sind sie ein normaler Bestandteil der menschlichen Anatomie. Im Alterungsprozess können sie aber tiefer werden und sogar durchhängen, sodass das Gesicht älter wirkt und die Wangen tatsächlich auch herunterhängen.

Im Grunde genommen fängt unsere Schönheit mit den Fußsohlen an. Fehlstellungen der Füße wie Hallux valgus und die Neigung, häufig Absatzschuhe zu tragen, können sich auf den ganzen Körper auswirken. Sobald du deine High Heels ausziehst, wirst du merken, wie schlecht deine Körperhaltung ist: aufgrund verkürzter Muskeln in den Beinen. Dieser Mangel zieht sich über den Rücken bis hin zu deinem Kopf und Gesicht. Wir haben eine Faszie, die sich von der Fußsohle bis zu den Augenbrauen zieht, also durch den kompletten Körper. Haben wir Verspannungen und Fehlstellungen in diesem Bereich, wirkt es sich auf den gesamten Organismus aus.

Damit aber zurück zur Nasolabialfalte. Mit zunehmendem Alter entwickeln manche Menschen aufgrund des Kollagenverlusts auch Linien neben diesen Vertiefungen. Andere bekommen tiefe Linien, die vom Nasenflügel direkt bis zum Kinn reichen und manchmal als Marionettenlinien bezeichnet werden.

Eine Vielzahl an Faktoren kann Nasolabialfalten tiefer und demnach sichtbarer werden lassen. Zu lange Aufenthalte in der Sonne schädigen die Haut und verursachen manchmal Texturveränderungen. Eine rapide Gewichtsabnahme lässt die Wangen sowie die Bereiche am Kiefer ebenfalls oft schlaff erscheinen. Rauchen und die Exposition gegenüber Umweltschadstoffen tragen zur schnellen Hautalterung bei.

Die körpereigene Herstellung von Hyaluronsäure, die zur Feuchtigkeitsbindung und Spannkraft dient, nimmt mit den Jahren natürlich ab. Das Wasserbindungsvermögen wird schwächer, weshalb das Volumen der Haut schwindet. Das Abrutschen des Stützgewebes wird schließlich sichtbar, da die Haut an Elastizität verliert. Tiefe Falten am Nasenflügel und Mundwinkel lassen die Ausstrahlung in eine negative Richtung gehen, da das Gesicht traurig oder wütend auf andere wirkt.

Eine verjüngende Maske mit Wow-Effekt

Diese unglaubliche Maske hat einen sichtbaren Anti-Aging-Effekt. Aspirin wirkt etwas aufhellend, bewirkt eine ebenmäßige Hautfarbe und hält Pigmentflecken auf.

6 TL Milch
3 TL Maisstärke
1 Tropfen ätherisches Zedernnussöl
5 Tropfen Weizenkeimöl
2 kleine Tabletten Aspirin

Die Milch anwärmen und die Maisstärke einrühren, dann die Öle dazugeben. Aspirin zu Pulver zerdrücken und hineinrühren. Die Masse mit einem Pinsel auf Gesicht und Dekolleté auftragen. Fünfzehn Minuten einwirken lassen und abwaschen.

Wenn wir doch die Möglichkeit haben, mit Tapes auch den Nasolabialfalten vorzubeugen oder sie zu minimieren, dann sollten wir sie in Anspruch nehmen. Die folgende Applikation hilft dir, die sogenannten Kummerfalten einzudämmen, indem der kleine Muskel unmittelbar am Nasenflügel in seinem Normaltonus gehalten wird. Geht er hingegen in den Hypertonus, entstehen die langen Falten.

Kinesio-Tapes im Bereich der Nasolabialfalten

- Miss die Arbeitsfläche vom Mundwinkel bis zum Nasenflügel ab, und schneide zwei schmale Streifen von der Tape-Rolle.
- Klebe einen Anker unmittelbar an den Nasenflügel.
- Blase deine Wange auf, und klebe den Streifen ohne Zug darüber.
- Dasselbe machst du mit der anderen Wange und aktivierst zum Schluss die Applikation.

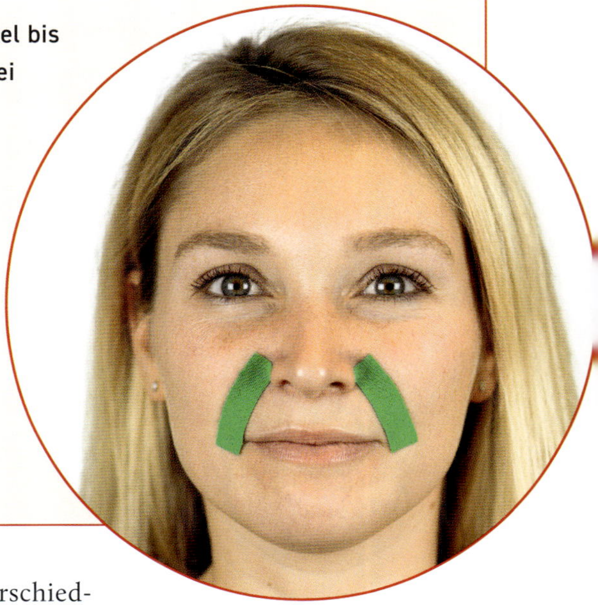

Seit jeher lassen sich weltweit die unterschiedlichsten Gesichts- und Hauttypen finden. Vieles hat mit unserer genetischen Disposition zu tun, weshalb der eine schneller und auch tiefere Falten bekommt als der andere. Die nächste Applikation ist daher insbesondere für Frauen geeignet, die mit stark ausgeprägten Nasolabialfalten zu tun haben. Aber auch diese Applikation kann zur Vorbeugung solcher Falten benutzt werden, wenn du beispielsweise in deiner Familie einige Angehörige siehst, die diese Disposition von stark alternder Haut haben. Zudem ist sie, wie auch die zuvor besprochenen Applikationen, eine wichtige Hilfe für die Gesundheit deines Körpers.

Kinesio-Tapes bei stärkeren Nasolabialfalten

- **Miss die Arbeitsfläche von der Nasolabialfalte bis zum Ohr ab.**
- **Schneide dir einen Streifen zurecht. Anschließend halbierst du ihn in der Länge, sodass du zwei gleiche Streifen in der Hand hältst.**
- **In diese Streifen schneidest du zwei Beine. Achte darauf, dass du die Stücke nicht komplett durchschneidest.**
- **Runde die Ecken ab, und bring den Anker neben deinem Ohr an.**
- **Leg zwei Finger auf den angeklebten Anker, und zieh die Haut in Richtung Ohr an. Dann drück die Beine ohne Zug in Richtung der Nasolabialfalte an.**
- **Gut aktivieren.**
- **Dasselbe machst du auf der anderen Seite.**

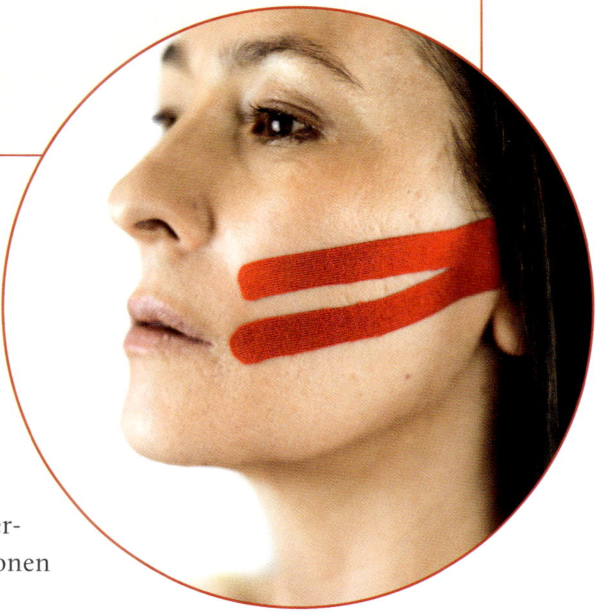

Wie du dir schon denken kannst, eignet sich diese Applikation hervorragend zum Schlafen. Apropos schlafen! Hast du gewusst, dass ausreichend Schlaf einen positiven Effekt auf deine Haut und auf die Laune hat? In der Nacht haben wir einen erhöhten Blutfluss, der die Kollagenbildung im Körper anregt. Einen schönen morgendlichen Schimmereffekt kannst du mit unseren Applikationen verstärken.

Drei Übungen gegen Nasolabialfalten

- **Mit einem kleinen Noppenball gehst du mit leicht kreisenden Bewegungen über deine Nase, den Mund und die Wangen.**
- **Klopfe mit flachen Fingern beide Wangenpartien von der Mitte nach außen aus. Also von den Mundwinkeln in Richtung der Ohren.**
- **Blase beide Wangen auf, und schiebe die Luft im Mund hin und her. Wiederhole diese Übung etwa zehnmal, um die Wangenmuskulatur zu stärken.**

Noch ein Tipp: Solltest du merken, dass deine Nase wächst, wird es höchste Zeit, mit dem Beauty-Taping anzufangen. Beim Gefühl, dass eine Kartoffelnase entsteht, sammelt sich Flüssigkeit an, die durch das Kinesio-Taping wieder entstaut werden kann.

An dieser Stelle noch ein wenig Geschichte: Auch im antiken Rom kannte man viele Tricks der Schönheitspflege. Damals wurden von Sklavinnen, die man »Cosmetas« nannte, Hautpflegeprodukte hergestellt, für die schließlich das Wort »Kosmetik« abgeleitet wurde. Obwohl die alten Griechen und Römer einige Schönheitsgeheimnisse der alten Ägypter verwendeten, sind sie mit ihren Pflegeprodukten immer noch einen Schritt weiter gegangen. Manche sollen damals den ganzen Tag im »Spa« an ihrem Körper gearbeitet haben. Oft entfernten Sklavinnen Haare aus dem Körper ihres Besitzers, hauptsächlich aus Nacken, Oberlippe, Rücken, Armen und Beinen, um der Haut ein glattes Aussehen zu verleihen.

DER MUND

Eine chinesische Weisheit besagt: »Die Lippen einer Frau sind das schönste Tor zu ihrer Seele.« Neben Krähenfüßen sind allerdings Lippenfalten die Bereiche im Gesicht, die am häufigsten mit kosmetischen Eingriffen behandelt werden. Durch die mimischen Bewegungen unserer Gesichtsmuskulatur fördern wir die Faltenbildung um unseren Mund herum, die unter Ästhetikern als periorale Falten bezeichnet werden.

Es gibt einige Subtypen von Falten um den Mund, wie Nasolabialfalten oder Lachfalten, die wir schon besprochen haben. Dann die Marionettenlinien, die sich mit dem Alter vertikal vom Mund zum Kinn entwickeln, was zu einem schlaffen Erscheinungsbild der Haut führen kann, sowie die vertikalen Lippenlinien, Raucherlinien oder Plisseefalten, die an der Oberlippe entlanglaufen.

Sie alle sind einfach ein typisches Resultat des natürlichen Hautalterungsprozesses, oft infolge hormoneller Veränderungen. Durch schlechte Ernährung, Rauchen oder eine ungünstige oder mangelnde Hautpflege kann die Faltenbildung forciert werden. Oft bilden sich dann vor allem die oberen Lippenfalten schneller und stärker heraus und verteilen sich um den ganzen Mund herum.

Der natürliche Verlust von Hyaluronsäure und Kollagen sorgt für zunehmend weniger Volumen der Lippen. Mit wirksamen Nährstoffen, wie beispielsweise aus Aloe vera, Kieselerde, Honig, Mandel- oder Olivenöl, kannst du deiner Haut aber helfen, länger jung zu bleiben.

Die weiblichen Lippen sind seit jeher bedeutsam. Bereits die alten Sumerer um 3500 vor Christus beschäftigten sich mit dem Mund und betonten die Lippen. Sie gelten auch als die Erfinder des Lippenstifts, da sie rote Steine zu Pulver zermahlten, um die Lippen damit einzufärben. Allerdings war es die altägyptische Schönheit Kleopatra, die farbige Lippen, unter anderem mithilfe von zerquetschten Insekten und roten Pflanzen, in die Welt der Schönheit einführte.

Viele Frauen betonen bis heute gern ihre Lippen. Je nach Region und Jahrhundert war oder ist die visuelle Aussage roter Lippen ein kokettes Signal der Verführung, eine Erklärung des sozialen Status, ein Zeichen des Reichtums oder auch des Vertrauens.

Damit du auch deine Lippen und den Bereich um deinen Mund herum schön und gesund halten kannst, haben wir eine entsprechende Applikation für dich entwickelt. Sie ist so viel günstiger und gesünder als sämtliche chemischen oder operativen Eingriffe! Je eher du mit dem Taping anfängst, desto eher siehst du den Effekt und bleibst auch länger mit einem schönen und gesunden Aussehen gesegnet.

Kinesio-Taping für eine schöne Mundpartie

Eine sehr einfache Applikation, die du tagsüber und in der Nacht tragen kannst. Eine gute Hautpflege sollte natürlich auch zum täglichen Beauty-Programm gehören, um deine Haut geschmeidiger und elastischer zu machen. Die Applikationen können dadurch noch effektiver wirken.

- **Miss die Arbeitsfläche an deinem Mund aus.**
- **Schneide vier Streifen mit etwa einem Zentimeter Breite aus. Die oberen Streifen sind kürzer, etwa drei Zentimeter lang. Die unteren circa fünf Zentimeter.**
- **Alle Streifen werden vom Mundwinkel aus in Richtung Mundmitte ohne Zug aufgeklebt.**
- **Dann wieder die Applikation aktivieren.**

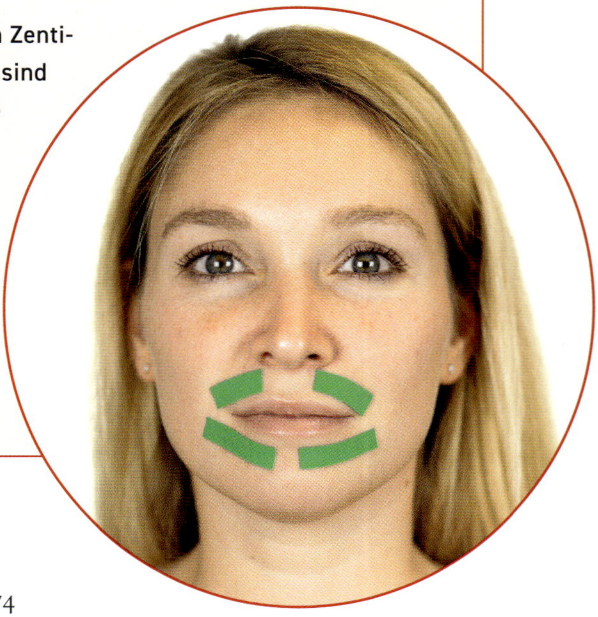

DAS KINN

»Drei Dinge bringen einen Menschen um: Hektik, Sorgen und falsche Ernährung.« Kirpal Singh, von dem dieser Satz stammt, wusste offenbar Bescheid. Auch eine wesentliche Ursache, weshalb Menschen Hautprobleme haben, ist Stress. Seele und Emotionen spielen eine sehr wichtige Rolle für das allgemeine Erscheinungsbild deiner Haut.

Die typischen Bereiche unreiner Haut sind Stirn, Nase und Kinn, auch als T-Zone bekannt. Neigst du zu öliger Haut, bist den ganzen Tag nur am Glänzen oder schleppst dein Puderdöschen ständig mit dir herum, um dich von den glänzenden Gesichtspartien für einige Minuten zu befreien? Verschiedene Faktoren tragen zu unreiner Haut bei, wie genetische Disposition, falsche Hautpflege, Stress oder schlechte Ernährung.

Oft gehen solche Probleme mit dem typischen Haushaltszucker einher. Zucker ist wie eine Droge, von der wir nicht genug bekommen können, da in fast jedem Fertignahrungsmittel Zucker enthalten ist. Eine zucker- und stark kohlenhydrathaltige Ernährung ist oft das Resultat einer stressigen Lebensweise. Aus diesem Grund solltest du dir angewöhnen, dein Essen selbst zuzubereiten und dir Zeit für wichtige Dinge, die deine Gesundheit betreffen, zu nehmen. Solltest du rauchen, wäre ein guter Ratschlag, langsam den Griff zur Zigarette zu lösen. Rauchen ist wirklich das Schlechteste, was du deiner Haut antun kannst.

Einen positiven Effekt hat ölige Haut jedoch, sie lässt dein Gesicht straffer wirken. Das bedeutet nicht, dass weniger Falten produziert werden, sondern das Gesicht wirkt einfach praller. Trockene Haut neigt dazu, minimale Falten stärker hervorzuheben, da sie wesentlich dünner ist und die Poren kleiner sind. Deshalb erscheint die Haut anfangs wie Porzellan. Fettige Haut besitzt große Poren und ist deshalb dicker. Diese Eigenschaft bietet mehr Polsterung, sodass fettige Haut wesentlich weniger zerknittert wirkt. Allerdings kann ölige Haut tiefere Falten im unteren Bereich des Gesichts vorweisen, aufgrund des Tonusverlusts.

Was ist Exfolieren?

Unsere Haut stößt täglich abgestorbene Hautzellen ab. Dies ist ein natürlicher Prozess, der durch verschiedene Faktoren gestört werden kann. Trockene Haut, verstopfte Poren, Unreinheiten und fahler Teint können die Folgen sein. Exfolieren ist einfach die Benutzung eines Peelings. Zweimal pro Woche ist ideal, um Hautschüppchen zu entfernen.

Fettige Haut bekommt andere Arten von Falten. Vor allem das Kinn kann stark betroffen sein. Fakt ist: Das Entfernen von Kinnfalten ist schwierig, weswegen du rechtzeitig vorbeugende Methoden in Angriff nehmen solltest: eine gute Feuchtigkeitspflege, Exfolieren und ausreichend Schlaf – am besten auf dem Rücken.

Solltest du bereits Kinnfalten haben, empfehlen wir dir die sehr innovative Applikation auf der folgenden Seite, die simpel und wirksam ist. Sie ist unbedingt zu empfehlen für Frauen, deren Kinn mit der Zeit nach oben springt oder auch schon nach oben gesprungen ist. Diese Applikation kannst du mit all den anderen hier im Buch kombinieren. Auch mit der Applikation für den Mund oder der für die Gesichtskonturen. Um den gewünschten Effekt zu erzielen, ist eine tägliche Anwendung notwendig.

Eine Übung zur Kinnstraffung

- **Leg deine Hand unters Kinn, und drücke mit dem Kiefer gegen den Widerstand der Hand. Achte darauf, dein Kinn gerade zu halten und die Lippen leicht zu öffnen. Halte die Spannung für fünfzehn Sekunden.**
- **Mach eine kurze Pause, und aktiviere die Spannung zwei weitere Male.**
- **Wiederhole diese Übung mehrere Male am Tag.**

Kinesio-Taping für das Kinn

Diese Anwendung hilft bei einem vorspringenden Kinn und bei Kinnfalten. Nutze sie täglich, um wirklich einen dauerhaften Effekt zu haben.

- **Miss die Arbeitsfläche vom unteren Teil des Kinns bis knapp unter die Lippe ab.**
- **Schneide einen schmalen Streifen zurecht.**
- **Reiße das Papier für den Anker weg.**
- **Zieh die Unterlippe nach innen ein.**
- **Leg anschließend den Streifen an dein Kinn an, und kleb das Stück Tape ohne Zug nach oben an.**
- **Aktiviere die Applikation.**

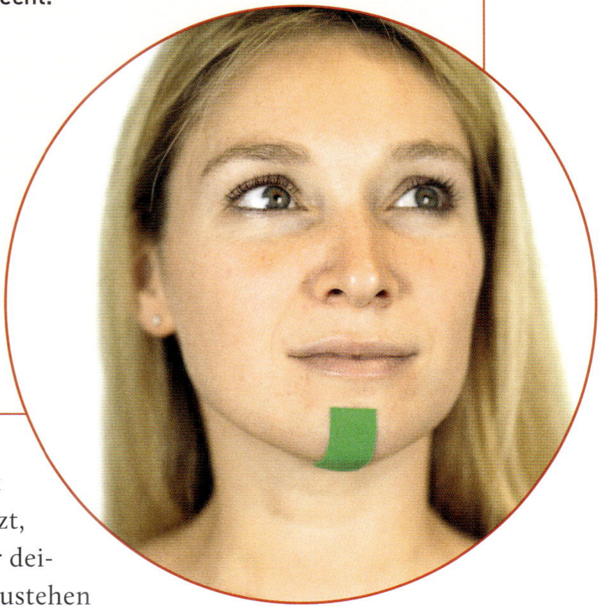

Wenn du dich jeden Tag mit deiner Haut und deinem Aussehen auseinandersetzt, wird es dir mit der Zeit Spaß machen, für deine Gesundheit und deine Schönheit einzustehen und dich darum zu kümmern. Vielleicht beziehst du auch Freundinnen mit ein, damit es dir noch mehr Freude bereitet.

DIE GESICHTSKONTUREN

Die Menschen nehmen seit Jahrtausenden Kosmetikprodukte in Anspruch, um ihr Aussehen zu verbessern und ihre Schönheit zu unterstreichen, aber auch bei religiösen Ritualen und natürlich zur Förderung der Gesundheit. Auch das Perfektionieren der Gesichtskonturen ist keine moderne Entwicklung des 21. Jahrhunderts und keine Modeneuschöpfung von Hollywoodstars. Die Kunst des Konturierens war bereits Mitte des 16. Jahrhunderts ein Trend. Frauen und vor allem Bühnendarsteller im elisabethanischen London trugen Ruß und Kreide auf ihren Wangen und dem Kiefer, damit das Gesicht so konturiert war, dass man die Mimik besser erkennen konnte.

Im 19. Jahrhundert wurde dann künstliches Licht auf den Bühnen eingeführt, und hätten die Bühnendarsteller noch immer Ruß im Gesicht gehabt, wäre das aufgefallen. Andere Produkte mussten her. Es waren wieder die Schauspieler, die sich neue Methoden zur Gesichtsverschönerung einfallen ließen, um den emotionalen Ausdruck zu betonen.

Interessanterweise war es im 19. Jahrhundert nur sehr wenigen Menschen, wie Künstlern und Prostituierten, erlaubt, Make-up zu tragen. Tatsächlich waren Kosmetikprodukte so stark verpönt, dass man sie noch nicht einmal in Kaufhäusern erwerben konnte. Schade, dass für die Frau des 19. Jahrhunderts die Kinesio-Tapes noch nicht erfunden waren. Sie hätten den Durchbruch geschafft und Frauen auf natürliche Weise eine noch schönere Ausstrahlung gegeben.

Vielleicht sagt dir die Kosmetikmarke Max Factor vom gleichnamigen Maskenbildner etwas. Ihm wird die moderne Art des Konturierens, also das Hervorheben schöner Gesichtskonturen, zugeschrieben.

Nicht umsonst wurde stets so viel Aufwand betrieben und keine Mühe gescheut. Perfektionierte Gesichtsformen und -proportionen wirken sich vorteilhaft auf das Aussehen aus und lassen uns in einem ganz besonderen Licht erstrahlen. Millionen von Frauen sind von der Make-up-Welt geprägt worden, sodass sie täglich zum

Pinsel und zur Farbe greifen, um sich schärfere Gesichtskonturen zu ziehen. Vor allem im Alter lassen diese immer mehr nach.

Wir haben eine wesentlich leichtere und auch noch gesundheitsfördernde Methode entworfen, die dir deine Gesichtskontur am Kiefer wiederbringt. Du kannst sie aber auch als Provisorium benutzen. Außerdem tust du deinem Kiefer einen Gefallen, wenn du dir jeden Tag ein paar Minuten Zeit für ihn nimmst.

Kinesio-Taping für die Kieferkontur

Diese Applikation kann jede Nacht oder auch tagsüber getragen werden. Neben dem ästhetischen Effekt entspannt diese Form des Tapings die Kiefermuskulatur, und aufgrund der erhöhten Durchblutung in diesem Bereich wird die Muskelfunktion verbessert.

- **Miss die Arbeitsfläche von Kinn bis zum Ohrläppchen ab, und schneide das Tape zurecht. Halbiere den Streifen der Länge nach.**
- **Leg den Anker unmittelbar an deinem Ohrläppchen an.**
- **Leg zwei Finger auf den Anker, zieh die Haut in Richtung deines Ohrläppchens, und kleb den Streifen ohne Zug an.**
- **Genau dasselbe machst du auf der anderen Seite.**
- **Aktiviere die Applikation.**

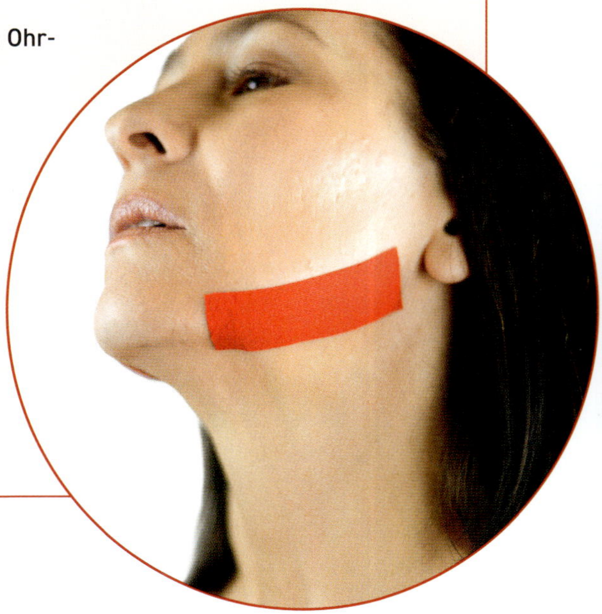

EIN KLEINER TIPP

Achte unbedingt auf deine Mundhygiene und Zahnpflege. Schlechte Zähne und ungesundes Zahnfleisch wirken sich auch auf deine Körperhaltung und auf deine Gesichtsproportionen aus. Ein Überbiss, fehlende Zähne und Implantate haben einen negativen Einfluss auf das Gesicht. Sie können es zum Hängen bringen und die Konturen am Kinn verschwinden lassen. Versuche, dich zweimal am Tag mit deiner Mundhygiene zu beschäftigen.

Die Kiefermuskulatur besteht aus insgesamt fünf Muskeln. Es gibt drei kieferschließende und zwei kieferöffnende Muskeln. Sie wirken als motorische Einheit. Die innere Struktur der Kiefermuskulatur ist sehr komplex, und sobald an deinem Kiefer etwas nicht in Ordnung ist, wirkt sich das auf den Rest des Körpers aus. Nicht zuletzt steht die Kiefermuskulatur mit dem zentralen Nervensystem in Verbindung. Hängende Wangen und schlaffe Haut können auch das Ergebnis einer unausgeglichenen Kiefermuskulatur sein.

Wohltat für den Kiefer

Nutze zweimal in der Woche eine Heilerdemaske für dein Gesicht: Die Heilerde mit Wasser oder Rosenwasser zu einem Brei anmischen und mit einem Pinsel auftragen. Wenn die Maske hart wird, mit warmem Wasser und einem weichen Tuch abwaschen, nicht an der Haut reiben. Diese Maske hilft besonders dabei, die Konturen zu definieren und einem Hängen des Gesichts entgegenzuwirken.

Den Kiefer entspannen

Und hier noch eine Übung zur Entspannung des Kiefers:

- Leg deine Mittelfinger vor deine Ohrläppchen, denn da befinden sich die Kiefergelenke.
- Öffne und schließe deinen Mund, um die Bewegung des Kiefergelenkkopfes zu spüren.
- Klopfe nun mit den Kuppen der mittleren drei Finger den ganzen Bereich der Kiefergelenke für etwa dreißig Sekunden ab. Dein Mund sollte dabei leicht geöffnet sein.
- Leg anschließend die Hände auf den Oberschenkeln ab. Lass deine Schultern locker nach unten sinken.
- Leg dann deine Mittelfinger erneut in die Kuhlen der Kiefergelenke, und gib für fünfzehn bis dreißig Sekunden Druck auf diese Stellen.
- Leg deine Hände anschließend wieder auf deine Oberschenkel zum Entspannen.
- Wiederhole diese Übung drei- bis viermal.

DER HALS

Hier geht es vor allem um das Platysma. Der äußerst ästhetisch klingende Begriff bezeichnet die oberflächliche Schicht der vorderen Halsmuskulatur. Du kannst dir diesen Muskel wie eine große Platte vorstellen, deren Ausprägung äußerst variabel ist. Das Platysma kann dünn und schwach und nur von Bindegewebe durchzogen sein oder auch eine starke muskuläre Prägung vorweisen.

Wir haben schon angemerkt, dass fast alle Muskeln ihren Ursprung an einem Knochen haben. Das Platysma hingegen gehört zu den wenigen Muskeln mit einem Ursprung in der Haut, genau genommen zwischen der Haut und der Halsfaszie. Einzelne Fasern entspringen der Haut von Brust, Hals und Schultern. Sie passieren die gesamte vordere Halsregion und setzen am anderen Ende direkt am Unterkiefer an. Einzelne Fasern gehen zudem in die Haut und ins Bindegewebe der unteren Gesichtshälfte über, an Kinn und Wangen.

Die Schilddrüse

Die Schilddrüse sitzt vorn unten im Halsbereich und ist ein kleines, aber sehr bedeutsames schmetterlingsförmiges Organ. Sie produziert lebenswichtige Hormone. Sie hilft, das Herz, den Kreislauf, die Körpertemperatur und das größte menschliche Organ zu steuern: die Haut. Die Schilddrüse befindet sich unterhalb des Kehlkopfes vor der Luftröhre. Liegt eine Erkrankung der Schilddrüse vor und gerät sie in Form einer Über- oder Unterfunktion aus dem Gleichgewicht, verändern sich auch die Haut und die Struktur der Nägel, außerdem kann es zu Haarausfall kommen.

Das Platysma ist sehr empfindlich und kann leicht geschädigt werden, was vor allem den Unterkiefer stark einschränken kann, da das Platysma ihm beim Senken und beim Bewegen der Lippen hilft. Der große plattenförmiger Muskel drückt unter anderem Stress und Anspannung aus, weshalb sich bei starker Muskelkontraktion eine vertikale Falte am Hals bildet.

Das Platysma fängt leider schon ab dem zwanzigsten Lebensjahr an zu erschlaffen, weil es so dünn und schwach aufgebaut ist. Deshalb muss es intensiver trainiert werden als der Rest unserer Muskulatur. Zudem haben wir eine Applikation für den Bereich des Platysmas entwickelt. Bevor du die Applikation anlegst, müssen ein paar Dinge beachtet werden: Kleb die Tapes nicht auf deine Schilddrüse, vor allem dann nicht, wenn du bereits an einer Schilddrüsenerkrankung leidest. Trage diese Applikation auch nicht jeden Tag und nicht jede Nacht, da der Hals sehr empfindlich ist, weshalb wir ihn nicht überbeanspruchen sollen. Wir empfehlen dir die Applikation alle zwei bis drei Tage zur Halsverjüngung und um die Durchblutung in diesem Bereich zu fördern.

EIN KLEINER TIPP

Um das Platysma zu stimulieren, zieh deinen Hals lang und bring dein Kinn etwas nach oben. Jetzt versuche deine Unterlippe auf die Oberlippe zu legen. Spüre ein angenehmes Ziehen vorn am Hals, zähle bis sechs, und komm wieder zurück. Wiederhole die Übung dreimal, und mach sie ab jetzt einmal täglich.

Kinesio-Taping für das Platsyma

- Miss die Arbeitsfläche von unterhalb des Schlüsselbeins bis zum Kiefergelenk ab, und schneide zwei entsprechend lange Streifen ab.

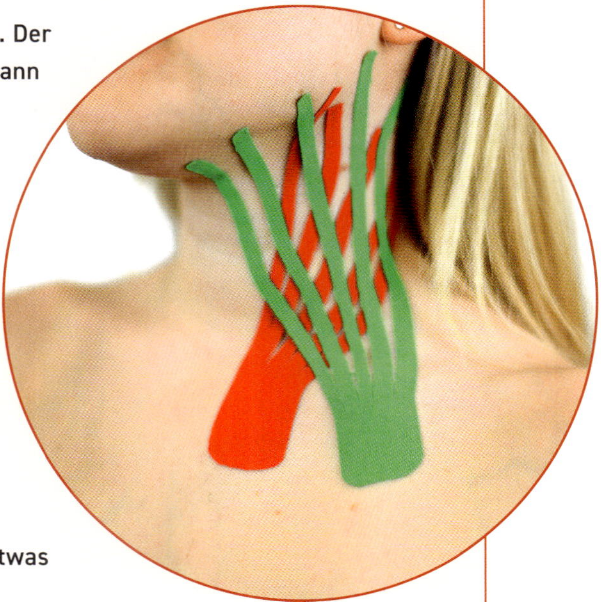

- Zerschneide die Streifen fächerförmig. Der Anker ist etwa drei Zentimeter lang, dann folgen fünf dünne Beine.
- Bring den ersten Anker unterhalb des Schlüsselbeins an, dann zieh deinen Hals lang, und neige dein Kopf so, dass die ganze Halsseite noch mehr gedehnt wird.
- Klebe die Beine dann fächerförmig, wie in der Abbildung zu sehen, ohne Zug an.
- Der zweite Teil der Applikation wird etwas versetzt angebracht.
- Drück alle Tape-Bereiche an, und aktiviere die Applikation.

Wir wollen dir immer wieder nahebringen, dass du nicht schön sein und dich nicht schön fühlen kannst, wenn deine Gesundheit leidet. Für die Schönheit wurde in der Geschichte der Menschheit so viel Extremes getan! Ein passendes Beispiel bezüglich des Platysmas und des Halses sind die sogenannten Giraffenhalsfrauen bei den Padaung in Asien, die extrem schweren Halsschmuck tragen, um den Hals optisch zu verlängern. Je größer der spiralförmige Schmuck wird, desto schöner und angesehener fühlen sich die Frauen in ihrem Kulturkreis.

Stell dir mal vor, du müsstest dein ganzes Leben mit einer Messingspirale von mehreren Kilos auf deinen Schultern herumlaufen. Würdest du dich da schön und gesund fühlen, trotz all der daraus resultierenden Schmerzen und Gesundheitsprobleme?

Seit Jahrtausenden ist der weibliche Hals ein wichtiger Aspekt des Schönheitsideals. Manche Kulturen bevorzugen auch kurze und dicke Hälse. Die westliche Kultur legt viel Wert auf einen Hals mit straffer Haut. Und wir versuchen natürlich, an dieses Schönheitsideal heranzukommen, aber wir dürfen es niemals perfektionieren wollen, weil jede Frau, jeder Mensch einzigartig ist. Wir tun uns kein Gefallen, wenn wir operative Eingriffe vornehmen oder uns selbst deformieren, um einen Teil unseres Körpers »gut« aussehen zu lassen. Jeder Knochen, jeder Muskel und jede Faser unseres Körpers ist ein Teil des Ganzen. Jeder schwerwiegende Eingriff in unsere Natur, in Form von Schönheitsoperationen, ständigen Botox-Behandlungen und Hyaluronsäure-Fillern oder mit Instrumenten, die unseren Körper kaputt machen, geben uns vielleicht für ein paar Momente etwas Ästhetik. Gesund aber sind sie nicht – und dauerhaft schön machen sie uns auch nicht.

Wir wollen dir zeigen, wie du gesund und ästhetisch altern und dabei jünger aussehen kannst, als du eigentlich bist. Schließlich existieren sogar Frauen und auch Männer, die neunzig Jahre alt sind, aber wie fünfundsechzig aussehen. An ihnen wollen wir uns orientieren. Das Motto »Wer schön sein will, muss leiden« hat unzählige Menschen gesundheitlich zerstört. Wir verfolgen das Motto: »Wer schön sein will, muss sich gesund halten.«

Unterstützung für den Hals

Hier zunächst eine nährende Maske für den Hals: Zerdrücke vier Zentimeter von einer reifen Banane, und mische sie mit einem Esslöffel Naturhonig und etwas Reismehl. Die Paste sollte so cremig sein, dass du sie gut auf Hals und Dekolleté auftragen kannst. Zwanzig Minuten einwirken lassen und mit warmem Wasser abwaschen.

Nutze auch diese Übung zur Halsverjüngung. Sie strafft Hals und Kinn und hebt die Brust an:

- **Stell dich vor einen Spiegel, und streiche sanft über deinen Hals, damit du erst mal einen Kontakt zu dir selbst herstellst.**
- **Lass deine Schultern nach unten sinken, richte deinen Kopf auf, und halte deinen Blick geradeaus zum Spiegel.**
- **Stell dir nun vor, dass dein Kopf vom Scheitelpunkt aus mit einem dünnen Faden gehalten wird. Du wirst merken, wie deine Nackenspannung nachlässt, dein Kopf und deine Schultern werden federleicht.**
- **Zieh nun mit deinem locker aufgerichteten Kopf und geschlossenen Lippen deine Mundwinkel nach außen und dann nach unten. Spürst du, wie sich das Platsyma anspannt?**
- **Versuche die Spannung zu halten … und lass sie dann mit einem lauten Ausatmen wieder los.**
- **Wiederhole dieses Anspannen achtmal.**

LYMPHDRAINAGE – DIE ENTSTAUUNGSTHERAPIE

»Die Lymphe ist das Allerfeinste, Intimste und Zarteste in dem ganzen Körperbetrieb«, schrieb Thomas Mann in *Der Zauberberg*. Ihr widmen wir uns auch beim Kinesio-Taping. Um seine Wirkung in Bezug auf die Lymphtherapie zu verstehen, musst du natürlich erst wissen, was das Lymphsystem überhaupt ist. Ähnlich wie der Blutkreislauf, der unser Blut transportiert, besteht das Lymphsystem aus Gefäßen, die die Lymphflüssigkeit transportieren. Natürlich sind der Blutkreislauf und das Lymphsystem miteinander gekoppelt. Während unser Blutkreislauf Sauerstoff und Nährstoffe, die wir zum Überleben brauchen, zu Organen und Geweben bringt, leitet das Lymphsystem überschüssige Substanzen in Form von Flüssigkeiten, abgestorbenen Zellen und infektiösen Organismen aus dem Körper. Es stützt sich auf diverse Mechanismen, wie den osmotischen Druck und Muskelkontraktionen, um sie durch die Gefäße zu bewegen. Das Lymphsystem ist der Hauptmechanismus zur Verringerung von Schwellungen und Ödemen im Körper und ein entscheidender Bestandteil des Immunsystems.

Beauty-Taping eignet sich sehr gut zur Stimulierung der Lymphe. Durch das Aufbringen der Tapes werden Erholungsprozesse im Körper angeregt. Das Kinesio-Tape hebt die Haut ein wenig an, der Druck auf die Blutgefäße wird reduziert. Es entsteht etwas Raum zwischen der obersten Hautschicht und dem darunterliegenden Gewebe. Dieser Raum erzeugt einen Druck, sodass Flüssigkeiten leichter in die Lymphgefäße gelangen und aus dem Körper ausgeschieden werden können. Zusätzlich erhöht eine verbesserte Muskelaktivierung die Menge an Flüssigkeit, die in die Lymphgefäße gelangen und dort weitergeleitet werden kann. In der Folge nehmen eventuell gegebene Schwellungen ab, Schmerzen werden gelindert und der Heilungsprozess beschleunigt.

Sobald sich irgendeine Art von Verstopfung in den Lymphen befindet, kann die Flüssigkeit nicht mehr ablaufen und sammelt sich an einer Stelle an. Hier kommt üblicherweise die Lymphdrainage ins Spiel. Konventionell wird sie zur Behandlung von Lymphödemen angewendet, einem Zustand, der durch chronische Schwellung gekennzeichnet ist und auch nach der Entfernung von Lymphknoten auftreten kann. Du hast sicher davon gehört.

Wahrscheinlich hast du schon von der Massagetherapie namens Lymphdrainage gehört oder sie eventuell auch schon mal selbst erlebt. Seit einigen Jahren wird sie auch fürs Facelifting, gegen fahle Haut und Hautreizungen angewendet. Wir zeigen dir nun, wie die Lymphdrainage mit unseren Wunder-Tapes in deinem Gesicht genauso gute – wenn nicht noch bessere – Ergebnisse erzielt.

Übungen, um den Kreislauf anzuregen

Für den Fluss der Lymphe sind auch verschiedene Übungen sehr hilfreich, die den Kreislauf ankurbeln.

- **Leg dich auf den Rücken, und führe mit deinen Beinen Radfahrbewegungen aus, um die Durchblutung im Unterkörper zu fördern.**
- **Geh in den Schulterstand, indem du dich auf den Rücken legst, deine Beine und das Becken nach oben streckst. Während du kerzengerade stehst, stützt du deinen Rücken mit den Händen. So kannst du auch geschwollene Beine entlasten.**
- **Setz dich auf den Boden, die Beine gerade ausgestreckt. Streck deine Fußgelenke, um die Durchblutung zu fördern und Schwellungen sowie Krampfadern vorzubeugen.**

Lymphdrainage am Hals

»Gesundheit ist die Harmonie von Innerem und Äußerem« (Dr. Ebo Rau), und alles in unserem Körper steht wie in einem ordentlich geknüpften Netz miteinander in Verbindung. Das gilt natürlich auch für das Lymphsystem, das größte Organ des Immunsystems. Es ist so fein und sensibel gesponnen, und dennoch ist dieses körpereigene Transport- und Filtersystem überlebensnotwendig für uns.

Lymphknoten lassen sich vor allem in der Halsregion, den Achseln, der Leistengegend sowie entlang unserer Blutgefäße finden. Die Lymphknoten von Kopf und Hals können wir in zwei Gruppen unterteilen: Da gibt es einen oberflächlichen Ring von Lymphknoten und eine vertikale Gruppe von tieferen Lymphknoten. Die oberflächlichen erstrecken sich von unterhalb des Unterkiefers bis zur hinteren Seite des Kopfes. Die Lymphknoten, die sich im hinteren Bereich des Kopfes befinden, bringen die Lymphe aus dem Hinterhauptbereich der Kopfhaut zusammen.

Direkt hinter dem Ohr liegen weitere Lymphknoten, diese sammeln Lymphe aus dem hinteren Hals, dem oberen Teil der Ohren und dem äußeren Gehörgang. Weitere Lymphknoten befinden sich vor der Ohrmuschel und stehen mit den Lymphknoten aus den oberflächlichen Bereichen des Gesichts und der Schläfenregion in Verbindung.

Eine kleinere Gruppe von Lymphknoten die oberflächlich zur Ohrspeicheldrüse liegen, bringen die Lymphe aus der Nase, der Nasenhöhle, dem äußeren Gehörgang, dem Trommelfell und den seitlichen Rändern der Augenhöhle zusammen. Eine weitere kleine Gruppe sitzt vorn unter dem Kinn. Sie beinhaltet Lymphe von der zentralen Unterlippe, dem Mundboden und der Zungenspitze. Weitere Lymphknoten befinden unterhalb des Unterkiefers und sammeln Lymphe von den Wangen, der Nase, der Oberlippe, Teilen der Unterlippe, dem Zahnfleisch und dem vorderen Bereich der Zunge.

EIN KLEINER TIPP

Um mit dem Wasser und seinem Fluss zu sein, empfehlen wir dir, hin und wieder ein Bad zu nehmen und dich danach lauwarm abzuduschen, da dies die Wasserausscheidung anregt.

Kommen wir nun zur zweiten Gruppe, den tieferen Lymphknoten. Zu ihnen gehören die gesamten Lymphknoten von Kopf und Hals – entweder direkt oder indirekt über die oberflächlichen Lymphknoten, von denen wir gerade gesprochen haben. Sie sind in einer vertikalen Kette organisiert, die sich in unmittelbarer Nähe der inneren Halsvene befindet.

Mit diesem kleinen Ausflug zu den unterschiedlichen Lymphknoten und dem perfekt vernetzten Lymphsystem möchten wir dir nur bewusst machen, was für eine besondere Stellung die Lymphe in unserer Gesundheit und bei unserem Aussehen innehat. Das Lymphsystem muss im wahrsten Sinne des Wortes im Fluss bleiben. Wasser muss fließen. Fließendes Wasser ist voller guter Eigenschaften, kommt es aber zur Stagnation, verliert es diese. Und genauso ist es mit unserem Lymphsystem.

Kinesio-Taping für ein gut fließendes Lymphsystem

Um das Lymphsystem anzukurbeln oder mögliche Stauungen zu regulieren, empfehlen wir dir diese Applikation zur Lymphdrainage. Sie eignet sich ebenfalls gut bei Ohrenschmerzen, Ohrensausen sowie nach dem Zahnarztbesuch.

- **Miss die Arbeitsfläche, circa siebzehn Zentimeter, von hinter dem Ohr bis zum äußeren Schlüsselbein ab sowie vom Kieferknochen bis zum Ende des Schlüsselbeins. Schneide zwei schmale Streifen zurecht.**

- **Kleb den ersten Anker hinter dem Ohr an.**

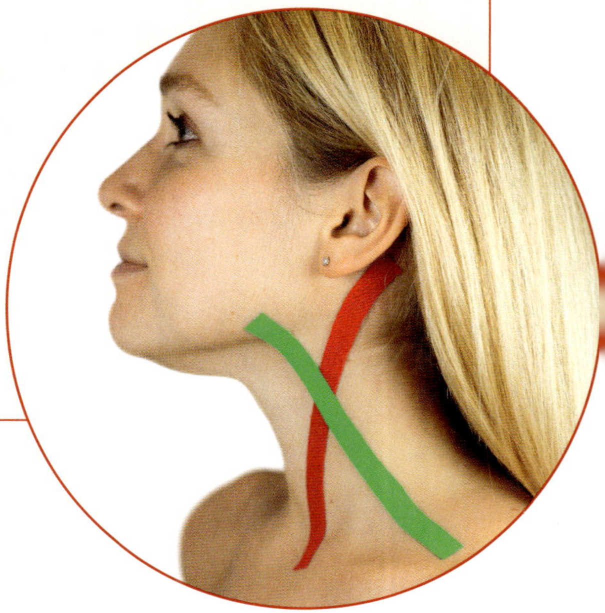

- Zieh das restliche Trägerpapier ab, leg deinen Hals leicht in die entgegengesetzte Richtung, und bring den restlichen Teil des Streifens ohne Zug an.
- Kleb den zweiten Teil der Applikation, beginnend mit dem Anker, am Kieferknochen fest.
- Streck deinen Hals, und leg den restlichen Teil des Tapes auf den gestreckten Hals bis zum Ende des Schlüsselbeins.
- Leg den Kopf in die normale Position zurück. Sollten sich kleine Konvolutionen (Falten und Wölbungen der Haut bei dieser Bewegung) bilden, sitzt die Applikation richtig – siehe untere Abbildung. Es ist wichtig, die Lymphdrainagen korrekt anzulegen, weil sie dir sonst nichts bringen.

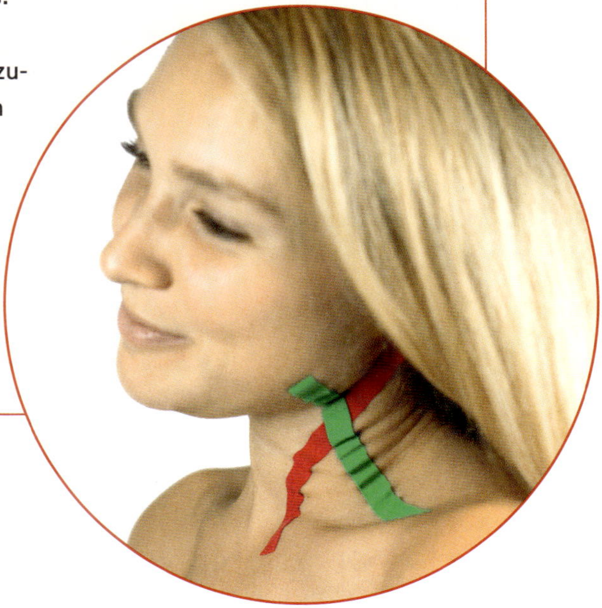

Lymphdrainage für den Kopf

»Gesundheit ist wie Salz: Man bemerkt nur, wenn es fehlt.« Mit der Jugend ist es manchmal genauso. Doch mit dem Kinesio-Taping können wir sie lange erhalten – ganz bewusst. Die zentrale Steuerung unseres Körpers sitzt in unserem Kopf, der aus diesem Grund viel Entspannung und Stressabbau benötigt. Die Tape-Lymphdrainage bringt stockende Körperflüssigkeiten in Hals, Nacken, Gesicht und Kopf allgemein in Bewegung und lässt alles abfließen, was abfließen muss.

Für das Lymphsystem ist Bewegung enorm bedeutsam. Glückliche und befreiende Gefühle finden nicht nur in deinem Kopf statt, sondern auch in deinem Körper. Es ist wissenschaftlich erwiesen, dass Begegnung in der freien Natur Stress reduziert und behilflich ist, Klarheit zu finden und uns zu verjüngen. In der Natur befällt uns oft eine positivere Stimmung, und unser Gedächtnis verbessert sich ebenso wie unsere Konzentrationsfähigkeit. Manche Menschen erleben auch einen Schub an Kreativität, aufgrund der Farben, der Formen und des natürlichen Lichts sowie der Energie, die direkt auf die Sinne und die Haut einwirkt. Licht ist unter anderem für die Vitamin-D-Aufnahme des Körpers zuständig. Dieses wiederum benötigen wir, um Knochen und Zähne stabil und gesund zu halten. Vitamin D kann auch nachweislich Einfluss auf unsere Stimmung haben und verringert das Risiko für Krebs, Herzerkrankungen, Schlaganfall und Diabetes. Es verbessert die Durchblutung und senkt den Blutdruck, indem es die Blutgefäße entspannt.

Viel Stehen, Sitzen, Liegen und im Allgemeinen ein bewegungsarmer Alltag sorgen für ein träges Lymphsystem und gefährden den kontinuierlichen Fluss der Lymphflüssigkeit, die wir für unsere innere und äußere Gesundheit brauchen. Als Mensch müssen wir uns mit der natürlichen Welt verbunden fühlen. Draußen in Bewegung zu sein hilft uns dabei, uns wieder auf uns selbst einzustellen. Die Natur hat ein ganz anderes Tempo als das, was wir in den letzten zweihundert Jahren für uns selbst erschaffen haben.

Würden wir uns mehr dem natürlichen Tempo der freien Natur hingeben, könnten wir uns auf eine entspannte und freie Art verlangsamen. Wir achten dann mehr auf die vielen kleinen Dinge, die uns erfreuen. Wir können einfach wir selbst sein. Wir sind nicht mehr auf das Machen reduziert, auf das uns die heutige Gesellschaft trimmt. Die Natur hingegen nimmt uns so an, wie wir sind. Sie ermöglicht uns, in dem Tempo zu gehen, dem sie selbst nachgeht.

Kinesio-Taping für einen guten Lymphfluss im Kopf

Mit dieser Applikation schenkst du dir und deinem Kopf wohltuende Entspannung, die du schnell merken wirst. Sobald du dieses Taping angelegt hast, wirst du es nicht mehr missen wollen.

- **Miss die Arbeitsfläche ab, am besten von dem Punkt, wo der BH-Träger verläuft, bis zum Ende des Schlüsselbeins, und schneide ein Tape-Stück zurecht.**
- **Schneide das Stück in der Länge durch, um zwei gleich schmale Streifen zu haben. Runde die Ecken ab.**
- **Leg den ersten Anker unter deinem Schlüsselbein an.**
- **Zieh das Trägerpapier ab, und klebe den Rest des Tapes ohne Zug auf.**
- **Dasselbe machst du auf der anderen Seite.**
- **Anschließend aktivierst du die Applikation. Du kannst sie bis zu fünf Tage lang tragen und danach, wenn gewünscht, erneuern.**

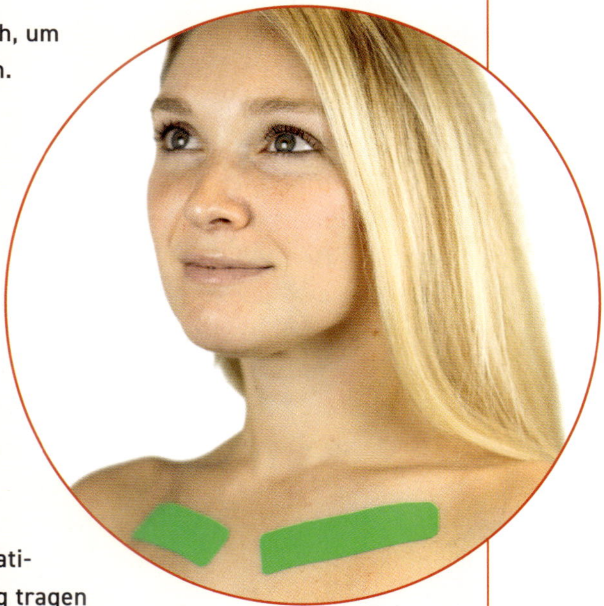

Auch die Applikationen zur Lymphdrainage wirken am effektivsten, wenn wir uns bewegen. Ein einfacher Besuch in der Natur, dreißig Minuten, dreimal pro Woche, senkt die Produktion des Stresshormons. Wenn du merkst, wie gut dir die Bewegung in der Natur tut, wirst du solche Aktivitäten automatisch in deinen Alltag einbauen. Du wirst merken, dass du damit dein Leben besser meistern kannst.

EIN KLEINER TIPP

Aloe vera ist eines der am häufigsten verwendeten pflanzlichen Heilmittel bei akuten Hauterkrankungen. Das Gel der Aloe vera zieht leicht ein und ist daher ideal für fettige Haut, aber auch bei trockener Haut ist die Wirksamkeit sehr hoch. Tausche doch einfach deine normale Feuchtigkeitscreme gegen ein Aloe-vera-Gel aus.

Eine ordentliche Dosis Sonnenlicht lässt dich schneller einschlafen und wesentlich entspannter durchschlafen, da die Melatoninproduktion die innere Uhr im Körper reguliert. Vielleicht fragst du dich, wieso Licht den Schlaf in der Nacht fördert? Nun, der Bereich im Gehirn, der das Schlafhormon Melatonin produziert, ist direkt von unserem Zugang zum Licht betroffen. Am Tag bleibt dieser Teil inaktiv, während er nachts durch Melatonin aktiviert wird.

Wusstest du, dass Innenräume und schmutzige Umgebungen den Körper mehr und härter arbeiten lassen? Aus einem einfachen Grund, denn um genügend Sauerstoff zu erhalten, den der Körper zum Funktionieren braucht, wird jede einzelne Zelle und der Kreislauf gedrängt, schneller und intensiver zu arbeiten. Das beschleunigt dein Herz und erhöht den Blutdruck. Wenn du dem dauerhaft ausgesetzt bist, riskierst du Herzinfarkte, Schlaganfälle und nicht zuletzt eine sehr ungesunde Ausstrahlung.

Deine Atmung ist der eingebaute Stressmeister deines Körpers. Unterschiedliche Atemtechniken regulieren die Produktion von Stresshormonen, was bedeutet, dass du durch dein Atmen die Stresshormone dämpfen oder auch aktivieren kannst. Schnelles Atmen aktiviert das sympathische Nervensystem, das durch Stress erst in Bewegung gebracht wird und den Körper mit so viel Energie versorgt, als würdest du vor einem hungrigen Wolf davonlaufen müssen. Du brauchst Energie, um dein Leben zu retten. Mit schnellerem Atmen gibt dein Körper dir alle Energie, die du in einer Gefahr gebrauchen kannst.

Aber wann fliehen wir schon vor einem hungrigen Wolf? Eine solche Menge Energie brauchen wir in unserem alltäglichen Leben gar nicht. Langsames, tiefes Ein- und Ausatmen, wie es von der freien Natur gefördert wird, stimuliert hingegen das parasympathische System des Körpers, das uns beruhigt und zufriedenstellt.

Für jeden von uns gibt es Situationen, die uns ärgern, wütend machen und uns so sehr stressen, dass das Ich-muss-hier-sofort-weg-Gefühl in uns aufkommt. Unser Körper schreit nach Sauerstoff, nach frischer Luft. Wenn du dann ein wenig draußen herumgelaufen bist, stehen bleibst, um an Blumen zu riechen, bremst sich die natürliche Stressreaktion deines Körpers ab, und du entspannst dich.

Sämtliche Aktivitäten in der freien Natur, wie Wandern, Radfahren, Schwimmen und Baden, fördern die Produktion von Endorphinen, also den Wohlfühlbotenstoffen im Gehirn. Mit einem erhöhten Endorphinspiegel fühlst du dich locker, klar und beruhigt, weil die inneren Systeme und Kreisläufe miteinander im Einklang sind. Um dein Wohlgefühl noch mehr zu fördern, kannst du parallel zu deinen Naturerlebnissen Applikationen anlegen, die dir dein Aussehen und deine Gesundheit wiedergeben oder lange erhalten.

Übungen beim Spazierengehen

- **Bewege gleichzeitig deine Finger, während du spazieren gehst, als würdest du etwas greifen und dann abrupt wieder loslassen. So kannst du Wassereinlagerungen in den Händen vermeiden.**
- **Füge beim Spaziergang Intervalle ein, in denen du mal schneller gehst und dann wieder langsamer, um deine Herzfrequenz zu trainieren. Es beansprucht auch die Muskeln mehr.**
- **Atme bewusst tief ein und aus, indem du zum Beispiel fünf Schritte lang einatmest und acht Schritte lang ausatmest. Dein Atemreflex reguliert dein Stressempfinden. Atmest du bewusst ein, reduziert dein Körper die Menge an Stresshormonen.**

Lymphdrainage für die Augentaschen

Selbst Literaten und Dramatiker beschreiben die Lymphflüssigkeit und das Lymphsystem als etwas Deliziöses und Geheimnisvolles. Trotzdem wird sie bis heute in den Schatten der bekannteren roten Flüssigkeit unseres Körpers gestellt: des Blutes. Doch auch das Lymphsystem hält uns am Leben, weshalb wir uns ein paar Minuten am Tag diesem wichtigen Lebenselixier widmen sollten.

Die Lymphdrainage im Gesicht soll dafür sorgen, Wassereinlagerungen und Stoffe, die dich schlapp machen, besser abzutransportieren. Auch weil diese sonst geschwollene Augenlider verursachen können. Natürlich sind dicke Augenlider nicht nur auf den Schlaf und die dabei stockende Lymphe zurückzuführen. Aber ein Großteil zumindest, da die flache Position während des Schlafs die Flüssigkeit in den Lymphgefäßen schlecht ablaufen lässt. Allerdings können die Ursachen dicker Augenlider vielseitig sein. Stundenlanges Sitzen vor einem Bildschirm, Alkoholkonsum und auch eine salzreiche Ernährung sind einige Gründe für Stauungen in den Lymphgefäßen. Allergien sind ebenfalls für Reizungen und Schwellungen der Lymphe verantwortlich. Schwere Tränensäcke und geschwollene Augenlider können aber auch bei einer genetischen Disposition vorliegen und bei einer schwerwiegenden Erkrankung.

Jetzt magst du dich fragen, was genau mit Augentaschen gemeint ist und wie sie entstehen. Bei Augentaschen wird die dicke Membran, die das Fett unter der Augenhöhle zurückhält, schwächer, weshalb sich das Fett nach vorn drückt. Bei manchen Menschen entstehen diese Augentaschen schon in den Dreißigern, weil sie eine familiäre Disposition haben, bei anderen passiert es später, da die Membran im zunehmenden Alter schwächer wird und der Muskeltonus nachlässt. Aber auch die größten Feinde unserer Haut, zu lange Aufenthalte in der Sonne, Solarium und Rauchen, können ebenfalls die Elastizität der Haut an den Augen beeinträchtigen. Du darfst auch nicht vergessen, dass die Haut unter dem Auge sehr dünn und deshalb empfindlich ist. Außerdem kann der Verlust an Volumen oder Gewicht in den Wangen das Problem von Augentaschen offensichtlicher machen. Gewichtszunahmen können auf die Tränensäcke gehen und diese verschlimmern, da sie auch zu Fettpolstern unter den Augen führen.

Bevor du nun riskante kosmetische Eingriffe an deinen Augen zulässt, probiere doch einfach unsere Methoden aus, denn nicht umsonst haben wir dieses große Kapitel über Applikationen zur Lymphdrainage für dich zusammengestellt.

Was du beachten musst!

Wenn du die Lymphdrainage für Augen und Wangen anbringen möchtest, beachte, dass diese in Kombination mit den Applikationen für Lymphdrainage am Hals funktioniert, da wir damit die Lymphe zu den Hauptlymphknoten hinter den Schlüsselbeinen schieben. Möchtest du also Schwellungen an den Augen beseitigen, dann klebst du wie beschrieben an den Augen, dann an der Wange und am Hals – alles kombiniert. Willst du die Lymphdrainage an den Wangen vornehmen, dann wieder zusammen mit den Tapes am Hals. Willst du nur am Hals die Lymphe besser abfließen lassen, reicht es, am Hals zu kleben. Wir unterstützen also immer den Lymphfluss von oben nach unten zum Schlüsselbein. Zudem solltest du die Applikationen zur Lymphdrainage immer auf beiden Seiten anlegen.

Die Applikationen zur Lymphdrainage sind etwas Spezielles. Wir empfehlen auch nicht jedem, Lymphdrainagen im Gesicht anzulegen. Insbesondere Frauen mit schmalen, feinfaltigen Gesichtern sollten sie nicht machen, da sonst die geringen Fettpolster wegschmelzen könnten und dies wiederum Falten fördert.

Lymphdrainagen im Gesicht sollten für vier bis sechs Stunden am Tag draufbleiben, weil sie dann ihre Wirkung erzielt haben. Am Hals können sie länger getragen werden und unter den Schlüsselbeinen mehrere Tage.

Kinesio-Taping zur Lymphdrainage bei Augentaschen

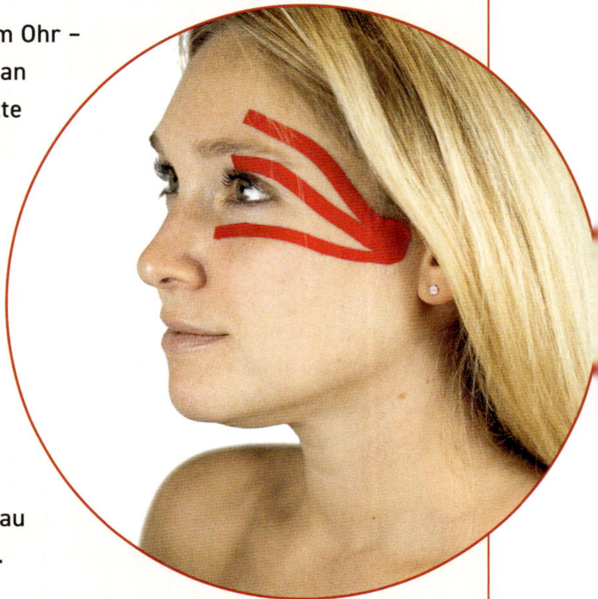

- Miss die Arbeitsfläche kurz vor deinem Ohr – knapp einen Zentimeter vom Knorpel an der Ohrmuschel entfernt – bis zur Mitte über deiner Augenbraue ab. Schneide einen entsprechenden Streifen aus.
- Schneide den Streifen noch etwas schmaler, auf drei Zentimeter Breite. Anschließend schneidest du drei schmale Beine ein und lässt einen zwei Zentimeter breiten Anker.
- Klebe ihn kurz vor deinem Ohr an, genau da, wo der Lymphknoten fürs Ohr sitzt.
- Bringe das oberste Bein entlang des Haaransatzes zur Augenbraue hin an, während du das zweite Bein unter der Augenbraue anklebst. Die Hälfte deiner Augenbraue muss von den beiden ersten Streifen eingerahmt werden.
- Das letzte Bein klebst du unterhalb des Auges an. Alles ohne Zug.
- Trag diese Applikation nicht ohne eine zusätzliche am Hals. Ein Beispiel siehst du auf der zweiten Abbildung.

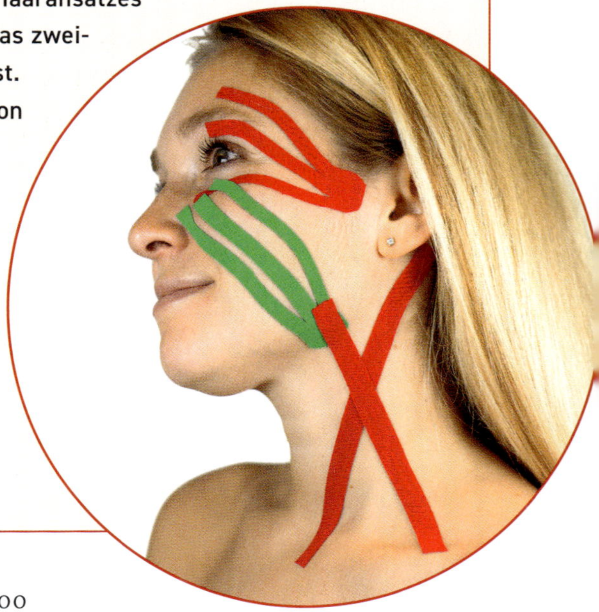

Wichtig!

Achte bitte darauf, dass wir bei den Applikationen zur Lymphdrainage nie am Band ziehen, also keinen Zug geben, da sonst der Effekt ausbleibt.

Wir haben dir bereits erzählt, dass ständiges Augenzusammenkneifen Krähenfüße und Kopfschmerzen fördert. Vor allem das permanente Fokussieren eines Bildschirms, ob Smartphone, Fernseher oder Computer, trägt zur Kurzsichtigkeit bei und versetzt deine Gesichtsmuskulatur in den Hypertonus, da die Augen einseitig zu sehr beansprucht werden. Schließlich sind die Augen lange auf den Nahmodus eingestellt, eine große Belastung.

Baue regelmäßiges Stoßlüften für fünfzehn Minuten in deinen Alltag ein, da alte oder trockene Raumluft die Augen beansprucht. Auch Bildschirmpausen und ausreichend Tageslicht sind eine entspannte Erholung für deine Augen und deinen Kopf.

Selbst Mediziner halten ein regelmäßiges Training für die Augen für äußerst sinnvoll, weil eine Fehlsichtigkeit oft durch eine schwache Augenmuskulatur verursacht wird. Durch tägliches Trainieren der Augen kannst du einer Verschlechterung deiner Sehkraft vorbeugen. Beim Augentraining werden die Augen darin geübt, sich nicht einseitig zu strapazieren. Das Augentraining ist so lange gut, wie dir die Augen nicht wehtun. Sobald die Übungen anfangen, unangenehm zu werden, solltest du pausieren. Eine Überanstrengung ist nie Sinn und Zweck von Übungen.

Übungen zur Stärkung der Sehkraft

- Leg Daumen und Mittelfinger an deine Nasenwurzel, der Zeigefinger liegt auf der Glabella zwischen den Augenbrauen. Massiere nun dreißig Sekunden in dieser Position mit kreisenden Bewegungen das Areal der Nasenwurzel und der Augenbrauen.

- Setz dich ein paar Meter von deinem Fenster weg, und fokussiere einen Bereich des Fensterrahmens. Lenk deinen Blick anschließend nach draußen. Schau dann wieder auf den Fensterrahmen – immer im Wechsel. So kannst du das Adaptieren von Nah- und Fernblick trainieren.

- Schließ deine Augen, und zeichne mit der Nasenspitze unsichtbare liegende Achten in die Luft. Deinen Kopf kannst du ganz leicht mitbewegen. Die liegende Acht kannst du zehn- oder zwanzigmal zeichnen.

Zwei Übungen zur Entspannung der Augen

- Reibe deine Handflächen aneinander, um sie aufzuwärmen. Leg sie anschließend auf die geschlossenen Augen, und achte darauf, dass kein Licht durch deine Finger dringt. Stell dir bildlich einen schwarzen Fleck vor, um dich noch tiefer der Entspannung hinzugeben. »Palmiere« so für etwa zehn Minuten.

- Blinzle und gähne häufig, damit deine Augen ausreichend befeuchtet werden. Das Gähnen mildert zudem Stress und erhöht die Sauerstoffzufuhr.

Lymphdrainage bei Augensäckchen

Atropa Belladonna. Ein Wort, das leicht über unsere Lippen schwebt, wenn wir es sagen. *Belladonna* ist Italienisch und bedeutet »schöne Frau«. So wundervoll und zart dieses Wort auch klingen mag, so grausam und tödlich ist es zugleich. *Atropa* leitet sich von der hübschen Göttin Atropos ab. Sie ist die Schicksalsgöttin der alten Griechen, die die Lebensfäden der Menschen durch ihre Finger gleiten lässt, um sie durchzuschneiden, sobald das Ende eines Menschenlebens näher kommt.

Atropa Belladonna ist einer der giftigsten Pflanzen der Welt. Wir kennen sie als Teufelskraut oder Tollkirsche. Früher haben griechische und römische Frauen die Tollkirsche als Augentropfen verwendet, um ihre Pupillen größer erscheinen zu lassen, was als attraktiv angesehen wurde und in Japan zum Beispiel bis heute noch gilt. Große Pupillen unterstreichen die Schönheit der Augen und des Gesichts, denken viele Frauen und Männer. Heute werden Kontaktlinsen oder chemische Augentropfen dafür verwendet, die nicht so gefährlich sind wie die Tollkirsche. Auch unsere historische Schönheit Kleopatra hatte Respekt vor der Tollkirsche. Angeblich zwang sie eine Dienerin, den Saft dieser giftigen Pflanze zu trinken, weil sie sich von deren Effektivität überzeugen wollte. Tatsächlich starb ihre Dienerin eines grauenhaften Todes, den leider viele Frauen in der Geschichte erlitten, die diese oder andere gefährliche Schönheitssubstanzen einsetzten.

Bis heute wird Atropa Belladonna – wohldosiert – bei Augenuntersuchungen genutzt, um die Pupille zu vergrößern. Nur hält der Effekt nicht sehr lange an, alles ist verschwommen, und die Belladonna in dir kann nur der Augenarzt kurz sehen.

Große Pupillen vergrößern nicht die Augen selbst. Wenn allerdings Tränensäcke sichtbar werden, verkleinern sie optisch die Augen. Große Tränensäcke – diese Schwellungen unter deinen Augen, die hervortreten, wenn du beispielsweise viel geweint hast – können nur durch gesunde Methoden gelindert oder vermieden werden. Da bringen Chemie und giftige Säfte gar nichts – ganz im Gegenteil!

Augen können nur dann schön sein, wenn das Gesicht und die Körperhaltung stimmen. Was also kannst du nun machen, damit deine Augen vor Schönheit und Anmut strahlen? Bediene dich der Lymphdrainage. Solltest du im Allgemeinen zu geschwollenen Augen neigen, müsstest du auf jeden Fall die Finger von Fertignahrungsmitteln lassen, sie enthalten zu viel Salz und Fett, was Stauungen und Flüssigkeitsablagerungen provozieren kann.

Ausreichend Schlaf hilft natürlich, geschwollene Augen in den Normaltonus zu bringen. Wie schon erwähnt spielt dabei aber die Schlafposition sowie die Dauer von sieben bis acht Stunden eine wichtige Rolle. Du sollst versuchen, auf einem nicht zu hohen Kissen zu schlafen, viel günstiger ist es, die Matratze etwas anzuheben, nur drei bis fünf Zentimeter, und dazu ein kleines Kissen zu nehmen. Das ist besser für die Halswirbelsäule als zu hohe Kissen unter dem Kopf.

Um die Mikrozirkulation deiner Zellen und den Abtransport von leichten Stauungen der Lymphflüssigkeit zu fördern, können sanfte Augenmassagen nützlich sein. Klopfe dabei vorsichtig an den Tränensäcken entlang. Vom inneren Augenrand zum äußeren und mit vorsichtig kreisenden Bewegungen kannst du den Fluss der Lymphe anregen. Das ist besonders gut, bevor du eine Applikation zur Lymphdrainage anlegst. Dein Aussehen und deine Gesundheit werden es dir danken.

Tape-Lymphdrainage bei Tränensäcken

- **Miss die Arbeitsfläche vom Unterkiefer bis zur unteren Mitte des Auges ab, und schneide einen schmalen Streifen Tape in der entsprechenden Länge zurecht.**
- **Leg den Anker direkt unter deinem Kiefer an.**
- **Blas deine Wange auf, und kleb den Rest des Streifens ohne Zug auf.**
- **Beklebe die andere Wange ebenso, und aktiviere die Applikationen. Diese Applikation sollte in Verbindung mit Lymphapplikationen für den Hals kombiniert werden.**

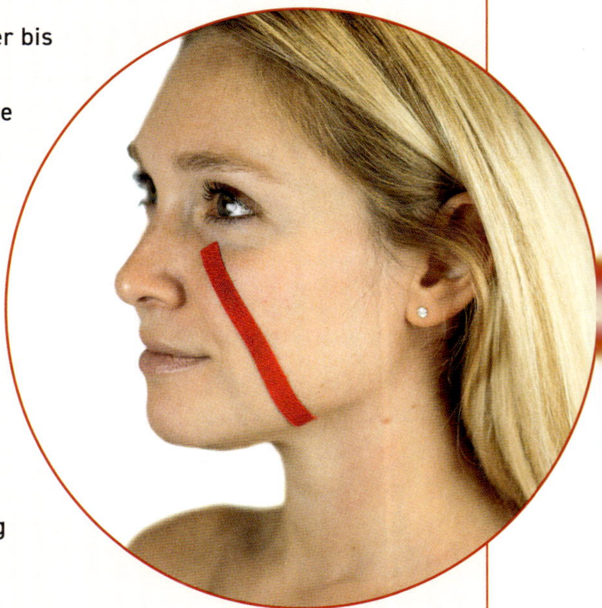

Kurze Zusammenfassung für schöne Augen

- Trink etwa zwei Liter Wasser am Tag. Kleine Mengen über den Tag verteilt sind effektiver für einen guten Teint, als zwei Liter Wasser auf einmal zu trinken. Trink auch ein bis zwei Tassen ungezuckerten basischen Kräutertee.

- Schlaf nachts und nicht tagsüber, geh vor Mitternacht ins Bett. Sorge dafür, dass du einen erholsamen und gesunden Schlaf bekommst.

- Augenmassagen und Augentraining fördern deine Sehkraft und minimieren Schmerzen und Falten.

- Nutze kleine kosmetische Helfer auf natürlicher Basis. Grüner Tee, gekocht und etwas abgekühlt, dringt schnell in deine Haut ein und aktiviert die Durchblutung, damit kann gestaute Lymphflüssigkeit entspannter abfließen, und geschwollene Tränensäcke werden deutlich minimiert. Mach also eine Augenkompresse damit: Tränke Wattepads mit dem lauwarmen grünen Tee, leg sie für zehn Minuten auf die Augenlieder und entspanne.

EIN KLEINER TIPP

Schlaf am besten bei offenem oder gekipptem Fenster, um genügend Sauerstoff im Raum zu haben. Das wird nicht nur dein Aussehen auffrischen, sondern auch deinen Schlaf und damit dein gesamtes Wohlbefinden verbessern.

Lymphdrainage für die Wange

»Ich glaube, dass glückliche Mädchen die schönsten Mädchen sind«, soll Audrey Hepburn gesagt haben. Deswegen kümmern wir uns hier um einen ganzheitlichen Ansatz, der Gesundheit, Glück und Schönheit verbindet. Was allen dreien im Weg stehen kann, sind auch dicke oder aufgeschwollene Wangen, die die unterschiedlichsten Ursachen haben können. Kinder mit Mumps haben stark geschwollene Wangen, und wir kennen sie nach einer Zahn-OP oder bei Entzündungen im Mundbereich.

Wenn im Körper etwas schiefgeht, produziert das Lymphsystem Zellen, um Bakterien, Viren und andere Krankheitserreger zu bekämpfen. Die Lymphknoten schwellen dabei oft an. Sie können auch auf eine Verletzung reagieren und in deren Nähe anschwellen. Beispielsweise können Lymphknoten hinter oder unter den Ohren anwachsen, wenn jemand eine Ohrenentzündung hat, während Lymphknoten im Nacken als Reaktion auf Halsentzündungen dick werden.

Neben der massagetherapeutischen Lymphdrainage haben wir nun mit unseren Beauty-Tapes eine hervorragende Möglichkeit geschaffen, um Lymphknoten abschwellen zu lassen. Vor allem aber haben sie einen ästhetischen Effekt, den wir hier immer im Fokus haben.

Wusstest du, dass zu den häufigsten Gründen für angeschwollene Lymphknoten im Gesicht unreine Haut und Hautreizungen zählen? Sie entstehen oft durch falsche Hautpflege oder durch synthetische Kosmetikprodukte.

Vermutlich kennst du diese Szenerie: Nach einer Party oder einem anstrengenden Tag willst einfach nur noch in dein bequemes Bett fallen. Dein schon verschmiertes Make-up lässt du drauf, weil du nicht mehr die Kraft hast, dich gründlich abzuschminken. Doch Schminke vierundzwanzig Stunden am Stück zu tragen ist fatal und gesundheitsgefährdend. Für die derzeitige Schönheit ebenso wie für den Alterungsprozess. Zum Beispiel werden während des Schlafens die Poren durch die dicken Schichten verstopft, was schlimme Akne ausbrechen lassen kann. Solltest du regelmäßig mit Make-up schlafen, riskierst du unter Umständen sogar Haarausfall. Eine schonende Gesichtsreinigung verringert die Ausbreitung schädlicher Pilze und Bakterien. Speziell Augen-Make-up, wie Mascara, kann schädliche Krankheitserreger enthalten, die zu Entzündungen und bakteriellen Infektionen in deinen Augen und um deine Augen herum führen können.

Tape-Lymphdrainage für die Wangen

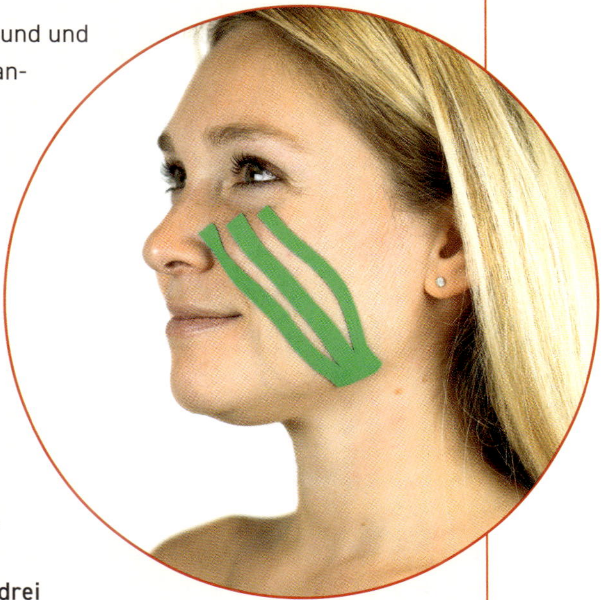

Dein Gesicht kann nur dann rundum gesund und frisch aussehen, wenn du auch deine Wangen in die Pflege einbeziehst. Es ist es hilfreich, für ein paar Stunden alle zwei oder drei Tage diese Lymphdrainage auch im gesunden Zustand anzuwenden.

- **Miss die Arbeitsfläche vom Unterkiefer bis zum unteren Augenrand ab, und schneide einen Streifen pro Gesichtshälfte zurecht.**
- **Schneide fächerförmig drei Beine ein.**
- **Löse das Trägerpapier von dem etwa drei Zentimeter großen Anker, und klebe ihn unter dem Kiefer an.**
- **Blas deine Wange auf, und kleb den Rest des Streifens an.**
- **Auch auf der anderen Seite kleben und aktivieren.**
- **Es empfiehlt sich unbedingt, zusätzlich am Hals zu kleben, zum Beispiel in der Kombination, die das zweite Bild zeigt.**

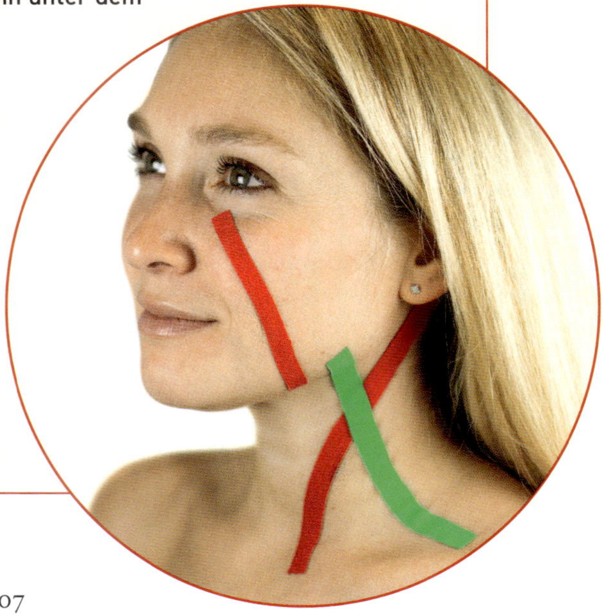

Sobald du die Wirksamkeit des Beauty-Tapings spürst, wirst du mit der Zeit ohnehin auf schichtenweise aufgetragenes Make-up verzichten wollen, um der Welt zu beweisen, wie strahlend dein Aussehen mit natürlichen Mitteln und einfachen Tricks ist. Stell dir doch einfach mal vor, du stehst morgens auf, schaust in den Spiegel und sagst voller Freude und Glück zu dir selbst: »Wow! Siehst du schön aus!«

Falls du dich mit Pickeln auf den Wangen plagst, befeuchte täglich eine sterile Kompresse mit Kamillentee, und leg sie für ein paar Minuten auf die unreinen Stellen. Anschließend mit etwas Calendulae-Extrakt betupfen.

Wetten, dass auch du dein Gesicht falsch eincremst? Sollte das so sein, dann gehörst du zur Mehrheit der Frauen. Viele wissen nämlich nicht, wie man sein Gesicht und speziell die Wangen richtig eincremt. Bevor du anfängst, musst du dir gründlich die Hände waschen, um Keime und Bakterien nicht in dein Gesicht zu bringen. Anschließend nimmst du deine naturbelassene Creme oder das reine dickflüssige Gel einer Aloe vera. Tupfe sie dir nicht, wie das immer bei Kindern gemacht wird, ins Gesicht, sondern reib sie etwas in deinen Händen, um die Creme aufzuwärmen. Warme Creme wird besser von den Poren aufgenommen und kann deshalb leicht in die Hautoberschicht gelangen. Schmiere die Creme nicht einfach irgendwie auf dein Gesicht. Beweg deine Finger sanft in kreisenden Bewegungen vom Kinn aus über deine Wangen bis hin zur Stirn.

Diese Art zu cremen zieht deine Wangenpartien nach oben, das wiederum mildert Falten. Anschließend bewegen sich deine Finger in Halbkreisen um deine Augen an der Stirn entlang bis zur Nasenwurzel und wieder nach außen zu den Schläfen hin, die du vorsichtig bestreichst. Um deinem Gesicht eine punktuelle und noch mildere Massage zu gönnen, benutze deine Ringfinger, da diese feinmotorischer sind.

Sollte etwas Creme übrig bleiben, kannst du sie sanft an deinem Hals und zum Dekolleté hin einmassieren. Außerdem werden sich deine Ohren freuen, wenn du ihnen ebenfalls eine kurze Massage verabreichst. Du wirst sehen, dass sich diese Art zu cremen gut anfühlt, eine bessere Wirkung hat und du dich selbst damit besser spüren kannst.

Übungen für schöne Wangen

- Forme deinen Lippen zu einem spitzen Kussmund, und beweg ihn anschließend in alle Richtungen. Du kannst dir währenddessen einen Stift in deinem Mund vorstellen, mit dem du Kreise in die Luft malst.
- Um deine Wangenmuskeln zu kräftigen, leg bei leicht geöffnetem Mund beide Zeigefinger auf die Innenseiten deiner Mundwinkel, und zieh gegen ihren Widerstand nach außen. Immer wieder lockerlassen. Ziehst du gleichzeitig deine Oberlippe nach unten, hast du noch einen netten Nebeneffekt und glättest deine Oberlippenfältchen.
- Leg jeweils vier Finger auf deine Wangen, und schieb sie nach außen in Richtung deiner Ohren. Zieh anschließend die Mundwinkel nach innen, und spitze leicht deine Lippen, bis du eine Anspannung deiner Wangenmuskulatur fühlst. Danach lässt du sie wieder locker.

Unsere Favoriten für die Nacht

»Den Körper bei guter Gesundheit zu halten ist eine Pflicht, ansonsten können wir unseren Geist nicht stark und klar halten.« Wir orientieren uns gern an dieser Aussage Buddhas. Du auch?

Sicher denkst du dir an dieser Stelle des Buches: Welche Applikation brauche ich denn, vor allem für die Nacht? Wie soll ich dem Beauty-Taping nachgehen?

Wenn du in deinen Zwanzigern oder Dreißigern bist, klebst du mit Sicherheit anders, als wenn du fünfzig oder sechzig bist. In den jüngeren Jahren versuchen wir, bestimmte Falten zu vermeiden, arbeiten also eher im Sinne der Prävention. Im höheren Alter versuchen wir, die bereits bestehenden Falten oder Formveränderungen im Gesicht zu lindern. Und es gibt weitere Fragen: Möchtest du schärfere Gesichtskonturen, oder ist dir das gleichgültig? Magst du es eher effektiv und möchtest täglich tapen – oder doch nur akut, wenn du zum Beispiel Kopfschmerzen hast? Natürlich kommt es auch immer auf deine Persönlichkeit an.

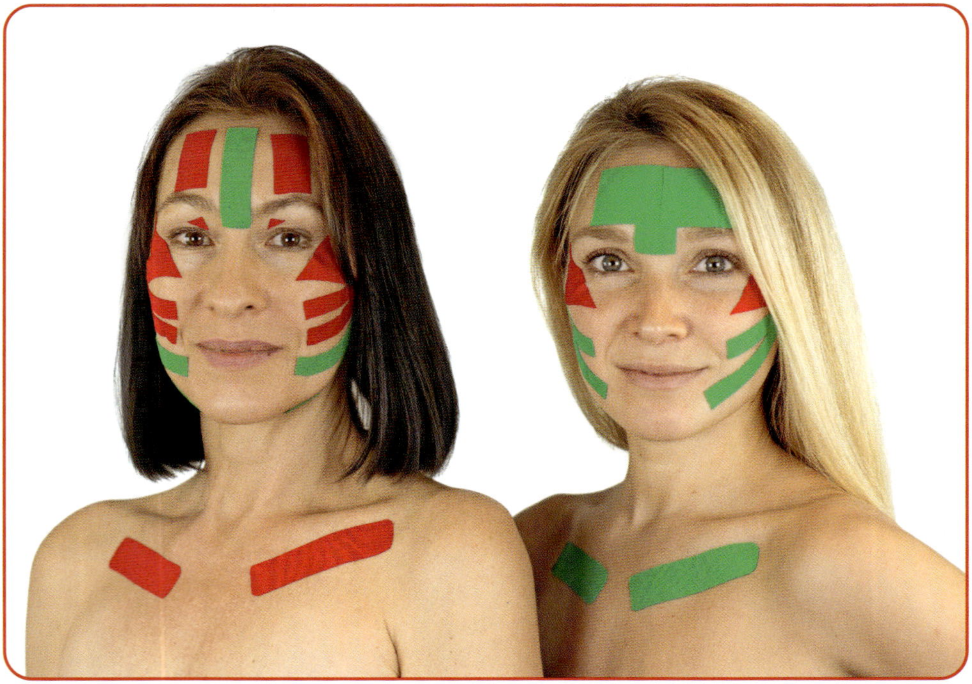

Richte dich danach, was du mit dem Beauty-Taping erzielen möchtest. Um eine ungefähre Vorstellung der nächtlichen Kombinationsmöglichkeiten von Applikationen zu bekommen, kannst du dich nach unseren Favoriten richten, die du auf dem Bild siehst. Wir beide machen da einige Unterschiede, denn es besteht zwischen uns ein größerer Altersunterschied, weshalb wir einfach andere Applikationen benötigen. Aber wie schon gesagt: Du selbst musst entdecken, was du möchtest und was du brauchst. Du kannst natürlich auch einfach mal alles durchprobieren. Und die Applikation, die für dich am angenehmsten ist, kannst du dann beibehalten.

Der Effekt des Beauty-Tapings tritt nicht von heute auf morgen ein – das muss dir klar sein. Aber je öfter du diese Applikationen anwendest, desto eher siehst und spürst du auch die Wirksamkeit. Stell dir einfach mal vor, dass deine Muskeln jahrelang in einer verspannten Position gehalten worden sind, da sollte es logisch sein, dass sie Zeit brauchen, um wieder in den Normaltonus zu kommen. Gib deinem Körper Zeit, sich wieder zu entspannen, und hilf ihm dabei. Die Zeit, die du dir nimmst, ist die Zeit, die dir etwas gibt.

EIN KLEINER TIPP

Natürlich können wir dir bei der Auswahl der Applikationen behilflich sein. Gemeinsam werden wir sicher das Passende für dich finden. Auf der Webseite von Lumira *www.lumira.de* siehst du die erforderlichen Daten.

EIN GESUNDER LEBENSSTIL FÜR DEINE SCHÖNHEIT

Wie wichtig ist Wasser?

»Wasser ist das Blut der Erde«, sagte Leonardo da Vinci. Und tatsächlich ist Wasser das wohl stärkste und wichtigste Element. Menschen, Tiere, Pflanzen, unser Planet Erde, alles besteht zu mehr als 80 Prozent aus Wasser. Die reine Flüssigkeit wirkt als Medium zur Unterstützung zahlreicher Stoffwechselfunktionen in unserem Körper. Der Hauptbestandteil von Blut ist natürlich ebenfalls Wasser. Unsere Hormone, unsere Zellen und die vielen Mikroorganismen in uns bestehen zu guten Teilen aus Wasser. Stoffwechselabfälle werden mit Wasser aus dem Körper ausgeschieden. Wasser sorgt für die Regulierung unserer Körpertemperatur. Es ist der Hauptbestandteil von Schweiß und hilft über die Verdunstung auf der Hautoberfläche, überschüssige Körperwärme abzuleiten. Und die Bedeutung der Lymphe ist dir im letzten Kapitel schon klar geworden.

Wasser bedeutet Leben. Wenn Körperflüssigkeiten wie Blut oder Lymphe beeinträchtigt sind, geht es uns körperlich und geistig schlecht. Wasser muss immer fließen. Doch schon Kleinigkeiten können den Fluss stören und stauen. Wenn unser Wasserhaushalt aus dem Gleichgewicht gerät, können viele Probleme auftreten, von vorzeitigem Altern über Hörverlust bis hin zu wiederkehrenden Harnwegsinfektionen, Nieren- oder Blasensteinen. Doch mit einer gesunden Lebensweise schaffen wir es, länger, gesünder und auch schöner zu leben. Genügend zu trinken gehört ganz maßgeblich dazu. Denn Wasser ist eine Schlüsselkomponente aller Zellen in unserem Körper.

Viele von uns laufen in einem milden Zustand der Dehydration herum. Sie trinken einfach nicht genug Wasser. Doch das beeinträchtigt auch die Schönheit. Die Haut wird fahler, und es entstehen schneller Linien und Falten im Gesicht, da einfach die Spannung fehlt. Es mangelt an Vitalität. Nach und nach wird das Bindegewebe schwächer und hängt schlaff herab. Stauungen der Lymphe nehmen zu, und die Flüssigkeit kann kaum noch ablaufen. Die Haare fallen aus, da die Kopfhaut zu trocken ist. Müdigkeit und schlechte Laune setzen ein – und in den Spiegel wollen wir schon gar nicht mehr schauen.

Mit ausreichend Flüssigkeitszufuhr – vor allem in Form von gutem, reinem Wasser – kannst du so viel Schönheit in dir erwecken! Wenn du in die Natur gehst und Wasser fließen hörst, erfrischst und entspannst du parallel noch deinen Geist. Wasser ist die treibende Kraft der gesamten Natur. Und Wasser kann deine volle Schönheit zum Erblühen bringen.

Du bist, was du isst!

»Lass die Nahrung deine Medizin sein und Medizin deine Nahrung«, soll schon Hippokrates gesagt haben. Das gilt auch für die Schönheit. Dinge, die du dir in den Mund steckst, sind genauso wichtig wie die Kosmetika, die du täglich auf deine Haut aufträgst. Unsere Nährstoffversorgung ist ein wichtiger Part bei der Vorbeugung von Krankheiten und dem Erhalt von Fitness und Ausstrahlung. Wenn du wüsstest, wie gut dir eine gesunde und ausgewogene Ernährung tut, würdest du nie wieder etwas Ungesundes zu dir nehmen wollen.

Versuche dabei, auf Nahrungsergänzungsmittel zu verzichten, und zieh die nötigen Vitamine und anderen Nährstoffe aus deiner täglichen Nahrung. Ideal sind zum Beispiel orangefarbene Lebensmittel: Karotten, Kürbis, Aprikosen, Sanddorn und so weiter. Carotinoide, also die Stoffe, die für die orange Farbe zuständig sind, gelten als Antioxidantien. Sie schützen vor oxidativem Stress (und damit vor vielen Krankheiten und einer schnellen Alterung) und sind prima für die Haut. Stoffwechsel, Verdauung, Blasen- und Nierenfunktion und die Produktion von Enzymen und Hormonen werden durch natürliches Orange gefördert. Außerdem ist Orange die Farbe des Optimismus und der Offenheit. Es schenkt dir Lebenslust, weshalb Orange Abhilfe bei schlechter Gefühlslage, Freudlosigkeit und mangelnder Kreativität schafft.

Iss auch bis zu dreimal in der Woche Tomaten, um Sonnenschäden an deiner Haut zu reduzieren. Tomaten enthalten ebenfalls Antioxidantien.

Schutz vor freien Radikalen

Unsere Haut wird täglich neuen Herausforderungen ausgesetzt: Luftverschmutzung, UV-Strahlung, Zigaretten, Alkoholkonsum. Schlafmangel und jede Menge Stress. Unser Stoffwechsel produziert durch diese äußeren Einflüsse freie Radikale, ein Nebenprodukt unserer Lebensweise. Setzen wir unseren Körper zu viel und zu oft dieser Belastung aus, nehmen die freien Radikale überhand, und das beeinträchtigt unsere Gesundheit. Die Konzentration der freien Radikale sollten wir so niedrig wie möglich halten, um den oxidativen Stress unserer Haut zu minimieren und damit Hautirritationen, Entzündungen und vorzeitiger Hautalterung vorzubeugen.

Die besten und gesündesten Lebensmittel für deine Haut sind auch gesund für den gesamten Organismus. Deshalb solltest du dich nicht auf eine bestimmte Ernährung für deine Haut allein konzentrieren, sondern auf eine gesunde Nahrung im Allgemeinen achten.

Dazu gehören unbedingt auch Hülsenfrüchte. In ihnen sind Zink und Selen enthalten, welche die Hautregeneration unterstützen. Entzündungen, Pickel und andere Hautunreinheiten können mit den Nährstoffen aus Erbsen, Bohnen und Linsen schneller abheilen. Nebenbei stecken auch jede Menge Vitamine, Magnesium, Eisen, Eiweiß und Ballaststoffe in Hülsenfrüchten. Sie sind kleine Vitalstoffwunder, die du in deinen Alltag einbauen solltest. Damit du die Hülsenfrüchte gut verdauen kannst, musst du sie mindestens zwölf Stunden in Wasser einweichen und dann ausreichend lange kochen.

Nutze außerdem die Qualitäten der gesunden Omega-3-Fettsäuren. Sie gehören zu den mehrfach ungesättigten Fettsäuren, die wir in fettreichen Fischsorten, Lein- und Avocadoöl, in Walnüssen, Mandeln und Chiasamen finden. Omega-3-Fettsäuren sind lebenswichtig für unseren Organismus, weshalb sie auch zu den essenziellen Fetten gezählt werden. Der Körper kann sie nicht selbst herstellen, wir müssen sie also mit der Nahrung aufnehmen. Ungesättigte Fettsäuren geben dem Körper Energie. Es ist erwiesen, dass speziell die Omega-3-Fettsäuren Entzündungen reduzieren und das Risiko einer Depression senken können.

EIN KLEINER TIPP

Je dunkler die Farbe einer Frucht oder eines Gemüses ist, desto mehr Nährstoffe trägt sie in sich. Wenn du Gemüse für deinen Salat zusammenstellst, wähle am besten die dunkleren Farben. Dunkleres Grün, wie bei Grünkohl oder Spinat, bekämpft die freien Radikale, die im Laufe der Zeit das Kollagen abbauen, und unterstützen so die empfindliche, dünne Haut, besonders um deine Augen herum.

Und nun das A und O einer gesunden Ernährung: Gemüse. Vor allem grünes Blattgemüse wie Feldsalat, Gartenkresse und Grünkohl enthält reichlich Ballaststoffe, die zu einer guten Verdauung beitragen. Grünes hat nicht nur viel Vitamin C in sich, sondern auch Vitamin K, das wichtigste Vitamin für unseren Knochenstoffwechsel. Grün ist die Farbe des Lebens und der Energie, da in grünen Pflanzen Chlorophyll enthalten ist, der Saft, der die Pflanzen und unsere Erde am Leben erhält. Ohne natürliches Grün hätten wir keine verträgliche Lichtenergie und keinen Sauerstoff. Natürliches Grün ist Heilung und Harmonie. Iss daher am besten zu jeder Mahlzeit eine Handvoll frische grüne Blätter.

Mach dir auch öfter einen Smoothie aus grünen Blättern und etwas Beeren. Empfehlenswert ist, sowohl etwas Avocado in deinen grünen Smoothie zu geben als auch Leinöl, Olivenöl oder Ghee, damit du die fettlöslichen Vitamine aufnehmen kannst. Avocados versorgen deine Haut mit gesunden Fetten und Phytonährstoffen. Die geben deiner Haut von innen heraus Sauerstoff und erhalten sie gesund und strahlend.

Wer eine von Wind und Wetter mitgenommene Haut hat oder in seiner Jugend unter Akne zu leiden hatte, sollte besonders auf eine Vitamin-C-reiche Ernährung achten, da Vitamin C die Produktion von Kollagen fördert. Dies wiederum stärkt das Bindegewebe.

Neben vielen gesunden Lebensmitteln gibt es auch mindestens genauso viele ungesunde Nahrungsmittel, die nicht zuletzt Hautschäden nach sich ziehen können. Solltest du viel vom üblichen Haushaltszucker, weiteren Kohlenhydraten und ungesunden Fetten konsumieren, beschleunigst du deinen Hautalterungsprozess ganz ungemein. Anstatt drei Tafeln Schokolade zu kaufen, bediene dich lieber mehr bei Obst und Gemüse. Greif statt Weißmehl zu Nüssen und Beeren.

Auch bei einer radikalen Diät tust du deiner Haut nichts Gutes, da dann häufig Nährstoffe fehlen, die deine Gesundheit – und eben auch Schönheit – aufrechterhalten könnten. Fehlen dir zum Beispiel Proteine, entziehst du deiner Haut die Aminosäuren, aus denen Kollagen und elastisches Gewebe hergestellt werden.

Wir empfehlen dir zugleich, nach dem Sport auf keinen Fall zu zuckerhaltigen Proteinriegeln zu greifen. Der Zucker fließt schnell in deinen Blutkreislauf und erhöht den Insulinspiegel. Kommt das Insulin aus dem Gleichgewicht, fördert das Akne, Falten und Hautausschläge. Den Proteinausgleich kannst du auch mit einer Handvoll Walnüssen und Mandeln und einem Stück nicht zu süßem Obst ausgleichen. Damit tust du deiner Haut etwas Gutes und fühlst dich energiereicher als mit einem Proteinriegel, der dich im Endeffekt schlapp und müde machen würde.

Noch ein paar Worte zu Milchprodukten: Inwieweit sie schädlich sind, ist tatsächlich umstritten, aber es gibt Hinweise darauf, dass sie beispielsweise Hauterkrankungen wie Akne fördern. Wenn du einmal darüber nachdenkst, wird dir klar, dass zum Beispiel Kuhmilch – vor allem, wenn die Kuh trächtig ist – voller Hormone ist, die Wachstum und Talgproduktion anregen. Die tierische Milch ist schließlich für den Nachwuchs des jeweiligen Tieres bestimmt. Menschliche Muttermilch ist ganz anders zusammengesetzt und individuell an das Kind angepasst. Als Erwachsene brauchen wir keine Milch mehr, insbesondere keine tierische Milch. Alle nötigen Nährstoffe können wir in anderen Lebensmitteln finden. Wenn du dennoch nicht auf Milch verzichten möchtest, dann bevorzuge Ziegen- und Schafmilch, und zwar mit hohem Fettgehalt und maximal zweimal pro Woche.

Wie innen, so außen

Ein regelmäßiges Hautpflegeritual, morgens und abends, bringt dir nichts, wenn deine Ernährung miserabel ist. Vergiss nicht: Alles, was in deinem Magen-Darm-Trakt passiert, zeigt sich irgendwann auf deiner Haut. Auch, weil eine schlecht ernährte und darum ungünstig zusammengesetzte Darmflora ihre Arbeit nicht in deinem Sinne tun kann.

Fladenbrot vom Blech

Dies ist eines unserer Lieblingsrezepte: ein sehr leckeres Brot. Das kann man mit Butter, mit Gemüse, mit allem essen. Nach Belieben kannst du auch mal mit Hanfsamen oder Chia statt Sesam experimentieren. Oder du nimmst statt Mandelmehl Kastanienmehl, Kokosraspeln, Teff, Kürbiskern- oder Leinsamenmehl.

400 g Blumenkohl (wahlweise auch Zucchini, Apfel oder Kürbis)
3 Eier
2 EL Mandelmehl
Salz und Gewürze nach Geschmack
(zum Beispiel Kümmel, Kurkuma, Zimt, Kardamom)
1 EL schwarzer Sesam
1 EL Flohsamenschalen

- **Ofen auf 160 Grad vorheizen.**
- **Gemüse putzen und reiben oder im Mixer grob hacken. Alle anderen Zutaten einrühren. Es soll ein klebriger Teig entstehen, nicht zu fest, nicht zu nass. Gib eventuell noch minimal Wasser dazu.**
- **Dann streichst du den Teig flach auf Backpapier.**
- **Etwa 20 Minuten backen und fertig.**

Ein Brot mit wenig Kohlenhydraten

Wenn Kohlenhydrate zur richtigen Zeit aufgenommen werden, können sie deine Muskeln reparieren und die Energietanks füllen. Nach dem Training Kohlenhydrate zu essen ist zum Beispiel gut. Für das Lymphsystem sind Kohlenhydrate (ebenso wie Salz) am Abend weniger effektiv, da sie Wasser im Körper binden. Wir empfehlen dir, abends nach Lebensmitteln zu greifen, die denselben Effekt haben wie deine abendliche Feuchtigkeitscreme. Gemüse in Verbindung mit Eiweißen und gesunden Fetten: Avocado, Zucchini, grüne Salate mit Olivenöl, eingeweichte Nüsse, Eier, Fisch, Hülsenfrüchte, Eiweißbrot ... Oder du probierst mal dieses Brot, das kaum Kohlenhydrate enthält. Du kannst auch deine Lieblingsgewürze einrühren, Kräuter nutzen oder ein Knoblauchöl hinzufügen.

Zutaten
500 g Zucchini
2 EL Apfelessig
1 TL Meersalz
2 EL Kokosmilch
15 g Flohsamenschalen
60 g Tapiokastärke
etwas Knoblauchpulver
etwas Kurkuma
1 TL Weinsteinbackpulver
250 g Buchweizenmehl
1 EL Olivenöl

- **Zucchini, Essig und Salz zu einem Püree mixen. Kokosmilch und Flohsamen einrühren, dreißig Minuten stehen lassen.**

- **Backofen auf 180 Grad vorheizen.**

- **Tapiokastärke, Knoblauchpulver, Kurkuma, Backpulver und Buchweizenmehl mischen, nach und nach unter Rühren zufügen, bis der Teig elastisch ist.**

- **Streu Buchweizenmehl auf den Tisch, und knete den Teig zu einem Brot oder acht kleinen Brötchen. Einfetten, eine Rille einschneiden und backen. Als Brot etwa eine Stunde, als Brötchen eine Viertelstunde.**

Was bewirkt Kaffee für dein Aussehen?

»Ich bin nicht kaffeesüchtig!«, sagen die meisten Kaffeetrinker. Und es stimmt. Tatsächlich sind sie koffeinsüchtig. Bereits ein sehr geringer täglicher Kaffeekonsum führt zu Entzugserscheinungen, wenn man nur einen Tag auf diese geringe Menge verzichten muss.

Solltest du zu denen gehören, die ohne Kaffee nicht in den Tag starten können, wird es dich sicherlich ärgern oder sogar schockieren, wenn wir dir jetzt sagen, dass Kaffee wirklich für Hautkrankheiten zur Verantwortung gezogen werden kann. Denn übermäßiger Konsum von Koffein wird mit Stress in Verbindung gebracht. Und Stresshormone fördern Akne. Zudem wird mehr Adrenalin ausgestoßen, das bekanntlich den Herzschlag erhöht und die Muskeln so anspannt, dass es unseren Körper in den Gefahrenmodus versetzt. Das ist weder gesund noch förderlich für das Aussehen.

EIN KLEINER TIPP

Solltest du täglich Kaffee konsumieren und aber der Meinung sein, mit Koffeinabhängigkeit nichts zu tun zu haben, dann raten wir dir, mal einen ganzen Tag oder vielleicht auch mehrere Tage auf deinen Kaffee zu verzichten. Sollten Kopfschmerzen, Müdigkeit und Reizbarkeit über dich herfallen, dann weißt du, dass du definitiv koffeinabhängig bist. Den Entzug hast du dann aber bereits begonnen – und kannst ihn vollenden.

Paradoxerweise hilft Kaffee gar nicht gegen Müdigkeit – ganz im Gegenteil: Er fördert deine Müdigkeit. Insbesondere dann, wenn du den ganzen Tag am Schreibtisch sitzt. Für einen kurzen Moment hast du nach dem Kaffee diesen Adrenalinkick – und kurze Zeit später knickt das System ein, und Müdigkeit, Erschöpfung oder gar Kopfschmerzen machen sich wieder bemerkbar. Automatisch machst du dir den nächsten Kaffee.

Wenn du wirklich nicht auf deinen täglichen Kaffee verzichten möchtest, dann begrenze den Konsum auf zwei Tassen. Viele trinken ihren Kaffee mit Milch, Zucker oder Sirup. Diese Substanzen beeinflussen allerdings die Hormone negativ und können ein schlechtes Hautbild hervorrufen. Versuche diese Zutaten wegzulassen.

Es ist außerdem wichtig, darauf zu achten, welchen Kaffee du trinkst, da nicht alle Kaffeebohnen gleich sind. Kaffee von schlechter Qualität, insbesondere wenn er mit Milchprodukten von Kühen getrunken wird, denen ständig Antibiotika injiziert werden, kann sogar deine Darmflora negativ beeinflussen. Hast du starke Hautunreinheiten und Entzündungen im Gesicht, bedeutet das meist, dass auch dein Darm entzündet ist.

EIN KLEINER TIPP

Solltest du häufiger am Tag zu Müdigkeit und Erschöpfung neigen, dann trink im Fall der Fälle ein Glas warmes Wasser, und geh für zehn oder fünfzehn Minuten an die frische Luft.

Immer wenn du zu einem Kaffee greifen möchtest, trink Wasser, beweg dich und geh für ein paar Minuten raus. Du wirst schnell merken, dass du überhaupt keinen Kaffee brauchst.

Wenn du deinen Körper kontinuierlich auf einem hohen Koffeinpegel hältst, versetzt du ihn in eine ständig körperliche und seelische Stresssituation. Die Symptome können dann Angstzustände oder zumindest latente Ängstlichkeit, Schlaflosigkeit, Reizbarkeit und Müdigkeit sein. Das sind genau dieselben Symptome, die auch einer Depression zugeordnet werden. Hör deswegen auf, deinen Körper chronisch zu vergiften. Wir raten dir, vom Kaffee komplett abzulassen, um deine wahre Schönheit und dein inneres Glück wiederzufinden (oder überhaupt endlich zu finden).

Falls dich dieses Kapitel inspiriert hat, den Kaffee von jetzt ab wegzulassen, und du deine Vorräte verbrauchen möchtest, hier paar hervorragende Schönheitsrezepte:

Kaffee-Gesichtsmaske

2 TL Kaffee
2 EL Honig
2 EL Mandel- oder Olivenöl

Alles zusammenmischen und gleichmäßig auf Gesicht, Hals und wenn etwas übrig bleibt auf die Handrücken auftragen. Augenpartie aussparen. Die Maske etwa fünfzehn Minuten einwirken lassen, dann mit lauwarmem Wasser abwaschen.

Kaffee-Körperpeeling

2 bis 3 EL Kaffee
4 bis 6 EL Olivenöl

Alles zusammenmischen. Auf Oberschenkel und Po oder auf den ganzen Körper massieren und dann abduschen. Die Haut ist danach samtweich und ganz leicht gebräunt.

Wie schädlich ist Alkohol für den Körper?

»Es gibt keinen Weg zum Glück, denn Glücklichsein ist der Weg«, weiß man im Buddhismus. Doch wie oft verfehlen wir das? Gerade durch Süchte, die sich irgendwann eingeschlichen haben. Vor allem Alkohol kann eine Vielzahl von negativen Auswirkungen auf unser Leben und nicht zuletzt auf unsere natürliche Ästhetik haben: vom Aussehen unserer Haut bis hin zum Gewicht.

Alkohol entwässert den Körper, einschließlich der Haut – und das jedes Mal, wenn wir ihn zu uns nehmen. Alkoholkonsum kann dazu führen, dass unser Gesicht optisch aufgebläht und geschwollen wirkt.

Kalorien aus dem Alkohol zählen zu den leeren Kalorien, was bedeutet, dass sie keinen Nährwert haben. Sie kommen deinem Körper in keiner Weise zugute. Verschiedene alkoholische Getränke haben natürlich einen unterschiedlichen Kaloriengehalt, doch viele sind reich an Haushaltszucker. Wusstest du, dass ein großes Glas Wein genauso viele Kalorien enthalten kann wie ein leckerer Eisbecher? So erhöht Alkohol ganz unbemerkt die Gesamtkalorien, die wir jeden Tag mit der Ernährung aufnehmen. Leichtes Spiel für Übergewicht.

EIN KLEINER TIPP

Eine gute Möglichkeit, den Alkoholkonsum zu reduzieren, besteht darin, jede Woche mehrere alkoholfreie Tage in den Alltag einzubauen.

Alkohol verhindert zudem, dass unser Körper Fett zur Energiegewinnung verbrennt. Während wir Nährstoffe, Eiweiße, Kohlenhydrate und Fett im Körper speichern können, geht das mit Alkohol nicht. Ihn möchte der Körper, insbesondere der Blutkreislauf und das Lymphsystem, so schnell wie möglich loswerden. Da die rasche Entgiftung des Alkohols oberste Priorität im Körper hat, werden all die anderen Prozesse – einschließlich der Aufnahme von Nährstoffen und der Fettverbrennung – unterbrochen. Besonders bei korpulenteren Menschen fällt eine Reduzierung von Alkohol schnell auf, da die Pfunde auf den Rippen zu purzeln beginnen.

Alkohol bewirkt oftmals auch, dass sich die winzigen Blutgefäße in den Augen erweitern, was sie automatisch blutunterlaufen aussehen lässt. Das ist ebenso wenig attraktiv wie dunkle Augenringe, die ebenfalls eine Folge regelmäßigen Alkoholkonsums sein können. Alkohol kann außerdem den Schlaf stören, sodass wir irgendwann nur noch ungern in den Spiegel schauen, weil wir verbraucht und ungesund aussehen. Das alles wirkt sich zudem negativ auf unsere Seele aus.

EIN KLEINER TIPP

Bereite euch leckere fruchtige Smoothies zu, wenn deine Freundinnen zu Besuch sind. Smoothies können euch genauso aufheitern und Spaß bringen wie Alkohol. Und sie haben nur positive Folgen.

Starker Alkoholkonsum kann andere auf Distanz zu dir bringen. Die Leber verarbeitet zwar den größten Teil des Alkohols, den wir trinken, aber ein Teil davon verlässt den Körper direkt durch Atem, Schweiß und Urin, die dann recht unangenehm riechen.

Du siehst, wie schlecht Substanzen für unsere Seele und unseren Körper sein können, dir wir aber für ganz natürlich halten. Wir denken, dass wir uns glücklich fühlen, wenn wir Alkohol trinken, und vergessen, dass der größte Teil unseres Glücks von unserer Gesundheit abhängt. Zu viel Alkohol kann dieses Glück zerstören. Es gibt also viele Gründe, warum er für immer aus deinem Leben verschwinden sollte.

Schlaf ist die beste Medizin

»Schlaf ist für den Mensch, was das Aufziehen für die Uhr.« So formulierte es Arthur Schopenhauer. Und tatsächlich: Seit Beginn der Menschheit schläft weltweit jeder Mensch, denn Schlaf ist lebensnotwendig für uns. Die Einzelnen gehen natürlich unterschiedlich mit dem Schlaf um. Leonardo da Vinci soll angeblich alle vier Stunden zwanzig Minuten geschlafen haben, um nur einmal kurz in die Tiefschlafphase zu fallen, weil er danach ausgeruhter und produktiver war. Es gibt so viele Mythen um den Schlaf. Und einige davon sind tatsächlich wahr.

Eine erholsame Nachtruhe soll beispielsweise viele Krankheiten heilen können. Ist das tatsächlich so? Ja klar, weil ein guter Schlaf dafür sorgt, dass sich der Körper um seine Regeneration und seine Selbstheilung kümmern kann. Die Stresshormone sinken. Und Schlaf macht auch schön. Wenn du ständig müde und unausgeschlafen bist, wirst du nicht gut aussehen, weil die Erholungsprozesse im Organismus und die Ausschüttung der Hormone Melatonin und Somatotropin blockiert und gestört werden, was sich an deiner Haut und deiner Ausstrahlung am nächsten Morgen deutlich zeigt. Ein guter Schlaf bringt nur Vorteile mit sich. Nicht umsonst sprechen viele vom Schönheitsschlaf. Die Nacht gibt unserer Haut die Möglichkeit, sich von Schäden des Tages zu erholen.

Ein Mangel an erholsamem Schlaf kann dazu führen, dass deine Augen morgens geschwollen aussehen, da dein Körper unter Stress steht, der Cortisolspiegel steigt und sich der Salzhaushalt im Körper verändert. Das wiederum führt zu einem Stau der Lymphflüssigkeit.

EIN KLEINER TIPP

Versuche bei geschwollenen Augen neben dem Beauty-Taping mit einem zusätzlichen Kissen zu schlafen, um das Abfließen der Lymphflüssigkeit zu unterstützen. Flaches Liegen trägt dazu bei, dass sich die Lymphflüssigkeit an den Augen sammelt.

Unsere Haut ist nachts damit beschäftigt, sich von Schäden zu heilen, die wir am Tag durch UV-Strahlen oder Verschmutzung erlitten haben.

Hautzellen wachsen im Schlaf wesentlich schneller als sonst. Also nutze diese Zeit der Hauterneuerung und Reparatur, indem du deine Haut vor dem Schlafengehen reinigst und naturbelassene Produkte aufträgst, die die Erholung optimieren. So wachst du morgens mit gesunder und schöner Haut wieder auf.

Wenn es um die Schlafdauer geht, liegt die magische Zahl zwischen sieben und acht Stunden pro Nacht. Allerdings ist die Qualität des Schlafs von enormer Bedeutung. Schließlich ist nicht jeder Schlaf gleichermaßen erholsam. Darüber hinaus ist auch die Schlafdauer natürlich individuell unterschiedlich.

EIN KLEINER TIPP

Wenn du gerade dabei bist abzunehmen, solltest du erst recht auf einen gesunden Schlaf achten. Das »Schlafhormon« Melatonin reguliert nämlich deinen Appetit und lässt dich weniger essen.

Für viele Menschen ist eine gute Schlafqualität und Schlafdauer nicht so leicht herzustellen. Hier deshalb sieben kleine Tipps für einen erholsamen Schlaf:

1. Geh jeden Abend zur gleichen Zeit ins Bett. Bestimme eine Zeit, zu der du dich in der Regel müde fühlst. Versuch diese Routine an den Wochenenden nicht zu unterbrechen. Auch wenn es verlockend sein kann, für einen Film oder Besuch von Freunden länger wach zu bleiben.
2. Geh vor Mitternacht schlafen.
3. Sorge dafür, jeden Tag zur selben Zeit aufzuwachen. Wenn du ausreichend Schlaf bekommst, solltest du auch ohne Wecker auf natürliche Weise wach werden. Solltest du einen Alarm benötigen, musst du wohl abends früher ins Bett gehen.
4. Schlafe in deinem Schlafzimmer – einem Zimmer, das nur zum Schlafen da ist. Stell dort keinen Fernseher auf, um dich nicht ablenken zu lassen und möglicherweise auch noch mit Medien einzuschlafen.
5. Stell sicher, dass dein Schlafzimmer ruhig und dunkel ist. Im schlimmsten Fall kannst du auf Ohropax und Schlafmaske zurückgreifen.
6. Vermeide Alkohol und Zigaretten sowie große und vor allem kohlenhydratreiche Mahlzeiten kurz vor dem Schlafengehen. Dein Körper wird weiterhin verdauen, auch wenn du schläfst. Die Qualität deines Schlafes leidet dann.
7. Leg am frühen Abend ein paar kleine Fitnessübungen ein. Das wird dazu beitragen, deinen Schlaf noch tiefer zu machen. Eine nächtliche Sportroutine kann deinem Körper signalisieren, dass du dich auf deinen Schlaf vorbereitest.

Wie wirken sich die Medien auf unser Aussehen aus?

»Das Internet ist wie eine Welle: Entweder man lernt auf ihr zu surfen, oder man geht unter«, soll Bill Gates gesagt haben. Heutzutage fließen mehr Informationen in unser Leben als je zuvor. Die meisten sind belastend und herausfordernd. Durch die sozialen Netzwerke, allerlei Film- und Infoplattformen sowie Spiele und stundenlanges Chatten sind extrem viele Möglichkeiten für Unterbrechungen und Ablenkungen entstanden. Mit der Digitalisierung ist es so leicht geworden, Freunde, Familie, Feinde, Vorbilder und große Persönlichkeiten »zu verfolgen« und deren Status kontinuierlich zu überwachen. Immer mehr steigt der soziale Druck, persönliche Informationen offenzulegen. Die modernen Technologien übernehmen nach und nach die Führung und erzeugen einen inneren Druck, sich der Gesellschaft anzupassen und ihren Idealen nachzugehen.

Die Auswirkungen auf unsere Psyche sind fatal und lösen unnötigen Stress in uns aus. Er kann entstehen, wenn du ein großes Netzwerk von Instagram- oder Facebook-Followern unterhältst und neidisch auf die scheinbar perfekten Leben anderer bist. Er kann wachsen durch die Forderung, auf alle Nachrichten zu antworten oder ja nichts zu verpassen, was die anderen an fantastischen Bildern und tollen Erlebnissen posten.

Technologie ist beständig in unserer heutigen Gesellschaft und auch gar nicht mehr aus unseren Köpfen wegzudenken. Sie verändert sich stetig und erweitert sich. Immer wenn eine neue Technologie auf den Markt kommt, kann sie dem einen oder anderen das Leben erleichtern. Doch oftmals kann sie unsere körperliche und emotionale Gesundheit beeinträchtigen. Wir wollen dir hier einige negative Auswirkungen eines starken Medienkonsums deutlich machen und dir Tipps geben, wie du eine gesündere Umgangsweise mit der Technik entwickeln kannst. Denn davon werden auch dein Aussehen und deine Ausstrahlung profitieren.

Eine längere Nutzung von Bildschirmen wie Computer, Tablets und Mobiltelefonen führt zu einer Belastung der Augen – verschwommene Sicht und trockene Augen können ebenso die Folge sein wie Kopfschmerzen, Nacken- und Schulterschmerzen. Mitwirkende Faktoren sind hier ein Blenden des Bildschirms, eine schlechte Beleuchtung und ein ungünstiger Abstand zum Gerät. Richte deinen Arbeitsplatz daher so ein, dass dein Bildschirm auf Augenhöhe ist. Ein in der Höhe verstellbarer Tisch ist hilfreich, so kannst du im Sitzen und Stehen abwechseln.

Beschaff dir für dein Smartphone ein Stativ, damit du nicht nach unten, sondern gerade in dein Telefon schauen kannst. Nutze lieber Sprachnachrichten, als lange an deinem Handy zu schreiben, so verringerst du die Zeit, in der du eine ungünstige Position einnimmst.

EIN KLEINER TIPP

Falls du aus beruflichen Gründen viel mit Medien zu tun hast, empfiehlt sich die 20-20-6-Regel, um deine Augen zu entlasten. Das bedeutet: Mach alle zwanzig Minuten eine Pause von zwanzig Sekunden, um dir etwas anzuschauen, das sechs Meter von dir entfernt ist.

Natürlich ist die moderne Technologie auch für viele Dinge sehr nützlich. Wir können uns gute Informationen beschaffen, um uns beispielsweise fit und gesund zu halten. Wir können im Internet vielversprechende Videos zu Fitness und Vitalität nutzen, um unseren Bewegungsapparat nicht einrosten zu lassen.

Bei zu langer und häufiger Nutzung eines Smartphones oder Tablets besteht die Gefahr, dass du deinen Kopf in einer unnatürlichen vorwärtsgeneigten Position hältst. Damit belastest du nicht nur den Nacken, sondern auch Schultern und Wirbelsäule. Das alles wirkt sehr ungünstig auf dein Gesicht: Es »deformiert« sich allmählich und beginnt zu hängen.

Seit dem Siegeszug der Computer- und Mobilfunktechnologien in den 1990er-Jahren sind vor allem bei Jugendlichen vermehrt Probleme sowohl im Nacken- und Schulterbereich als auch Kopf- und Rückenschmerzen aufgetreten. Auch die enorm einseitig belasteten Finger und Handgelenke leiden.

Füge häufiger am Tag Pausen ein, um dich zu dehnen und zu strecken. Schaff dir einen bequemen und ergonomisch sinnvollen Arbeitsplatz. Positioniere dich in einer gesunden Haltung, wenn du an deinen Geräten bist. Solltest du anhaltende Schmerzen haben, auf jeden Fall einen Arzt aufsuchen!

Und natürlich kannst du die Technik auch positiv nutzen und dir beispielsweise Meditations- oder Achtsamkeits-Apps herunterladen. Dafür gibt es heute unzählige, sehr wertvolle Angebote, die dich stärken können.

Solltest du Schlafstörungen haben, dann versuche, eine Stunde vor dem Schlafengehen keine technischen Geräte mehr zu benutzen, da zum Beispiel das blaue Licht, das von Bildschirmen ausgeht, das schlaffördernde Hormon Melatonin reduziert und sich negativ auf deinen Schlaf auswirkt. Räume die Geräte am besten komplett aus dem Schlafzimmer, um der Versuchung zu widerstehen, danach zu greifen.

Es ist nicht immer leicht, den Medienkonsum in den Griff bekommen. Vielleicht fühlst du dich durch die sozialen Netzwerke mehr mit der Welt verbunden. Doch wenn du dich mit Persönlichkeiten vergleichst, die du nur von Bildern kennst, kann das für deine Psyche negative Auswirkungen haben. Gerade junge Frauen messen sich oft an anderen Frauen, die sie nur von Bildern kennen. Und dann fühlen sie sich unzulänglich, einsam und ausgeschlossen. Sobald du weniger Zeit in den sozialen Netzwerken verbringst, kannst du dich mehr den wichtigen Dingen im Leben widmen, die deiner Psyche und deinem Körper guttun. Dazu zählen vor allem auch Kontakte, die dich erfreuen und fit halten.

EIN KLEINER TIPP

Solltest du bereits tief in der Abhängigkeit von sozialen Netzwerken stecken, deinstalliere alle Apps, die deinen Alltag und dein Leben einnehmen. Beschäftige dich mit deinem Körper, und versuche, dich anderen, wichtigeren Sachen zu widmen. Oder du folgst auf Instagram und Facebook nur noch Menschen, die dir wirklich nützen, und reduzierst ihre Zahl auf das Notwendigste. So hast du mehr Zeit für dich, für dein Leben und deine echten Bedürfnisse.

Wähle deine Medienzeiten so, dass dir mindestens eine Stunde vor dem Schlafengehen infofreie Zeit bleibt, damit sich dein Gehirn noch beruhigen kann, bevor du ins Bett gehst.

Natürlich ist es heutzutage nicht leicht, zwischen wichtigen Informationen und dem zu unterscheiden, was dich nur stresst und überfordert. Berichte über globale Pandemien, Naturkatastrophen, Kriege und dergleichen sind „wichtig“, können aber deinen Stresspegel in die Höhe treiben. Tatsächlich spielt es keine Rolle, ob du diese Nachrichten passiv oder aktiv mitbekommst. Beides kann gesundheitliche Symptome in dir auslösen.

Sobald du eine effiziente Möglichkeit geschaffen hast, deinen Medienkonsum zu regulieren, reduzierst du innerlich Stress. Wenn du nicht auf soziale Netzwerke und Medien verzichten möchtest, setz dir feste Zeiten dafür. Zum Beispiel dreimal am Tag zehn oder zwanzig Minuten. Mit einer organisierten Tagesstruktur wird dein Leben entspannter und stressfreier sein.

Denk immer daran: Die Medien, die wir täglich konsumieren, wirken sich auf unser Denken, Verhalten und unsere Emotionen aus. Während es wichtig sein mag, in Bezug auf lokale, nationale und globale Geschehnisse auf dem Laufenden zu bleiben, kann dennoch ein übermäßiger Konsum der Nachrichten unsere Gesundheit – und Ausstrahlung – beeinträchtigen. Wir beschäftigen uns aktiv und passiv mit Geschehnissen, die wir im Endeffekt – ob mit oder ohne Medienkonsum – nicht stoppen können. Sorgen wir also dafür, dass der Stresspegel nicht unsinnig hoch wird.

Regelmäßige Zeiten in einer natürlichen Umgebung beispielsweise ermöglichen es dir, Stressfaktoren hinter dir zu lassen und deinen Geist stattdessen auf etwas Schönes zu konzentrieren. Während du deinen Geist zentrierst, kann dein Körper entspannen und sich regenerieren. Dein Gehirn bekommt Zeit, sich wieder vollständig aufzuladen. Es benötigt 20 Prozent der gesamten Energie, die der Körper produziert. Allerdings steigt dieser Energiebedarf um weitere 5 bis 10 Prozent an, wenn wir uns ständig auf mentale Herausforderungen fokussieren. Also: regelmäßig abschalten, im doppelten Sinne.

Entspannung und Stressabbau

Folgende Übungstechnik wenden amerikanische Soldaten an, um in kritischen Situationen Ruhe zu bewahren. Das kannst du auch für deinen Alltag nutzen. Diese Übung kannst du in jeder stressigen Situation machen. Egal, wo du bist. Du wirst erleben, wie gut sie dir tut.

- **Setz dich aufrecht hin, oder leg dich flach auf den Rücken.**
- **Leg eine Hand auf deinen Bauch.**
- **Schließ deine Augen.**
- **Atme nun ganz bewusst fünf Sekunden lang durch deine Nase ein.**
- **Atme anschließend ganz bewusst fünf Sekunden lang durch den Mund wieder aus. Achte darauf, rhythmisch und gleichmäßig zu atmen und dich dabei genau zu konzentrieren.**
- **Bleib in dieser Haltung, bis deine Anspannung oder Aufregung nachlässt.**

Glückshormone machen uns schön

»Glück ist im Grunde der Zustand der Seele«, soll Aristoteles gesagt haben. Und es ist auch eine Sache der Hormone. Hormone sind von verschiedenen Drüsen und Organen im Körper produzierte Stoffe. Sie wandern durch den Blutkreislauf, fungieren als Boten und tragen zu wichtigen körperlichen Prozessen bei. Bestimmte Hormone helfen, die Stimmung zu regulieren. Und manche fördern positive Gefühle, einschließlich Glück und Vergnügen – umgangssprachlich nennt man sie Glückshormone, wie zum Beispiel Dopamin, unser Wohlfühlhormon. Es ist ein wichtiger Bestandteil des Belohnungssystems im Gehirn. Dopamin ist mit angenehmen Empfindungen verbunden.

Serotonin sorgt für den Stimmungsausgleich. Unser Liebeshormon ist das Oxytocin und bereits für die Geburt, das Stillen und die starke Eltern-Kind-Bindung von entscheidender Bedeutung. Zudem fördert dieses Hormon Vertrauen, Empathie und gute Beziehungen. Der Oxytocinspiegel steigt in der Regel bei körperlicher Zuneigung wie Küssen, Kuscheln und Sex an.

EIN PAAR TIPPS

Wenn du draußen bist, singe und tanze, schreie einfach deinen Frohsinn hinaus. Klettere auf Bäume, küsse deine liebsten Menschen, grüße vorbeigehende Leute, und sei einfach glücklich.

Kommen wir zu den Endorphinen. Sie sind das natürliche Schmerzmittel, das unser Körper als Reaktion auf Stress oder Beschwerden produziert. Der Endorphinspiegel steigt tendenziell auch an, wenn du Aktivitäten wie Sex oder Essen ausführst.

Wie aber kannst du deine Glückshormone steuern? Das Beste, was du für dich und deinen Körper tun kannst, ist, in die Natur rauszugehen. Damit steigerst du die Ausschüttung von Endorphinen und Serotonin. Zeit im Freien bei Sonnenlicht zu verbringen erfrischt dich und baut Stress ab. Beginne deinen Tag daher am besten mit zehn Minuten im Freien. Das reicht schon aus, um dich auf einen entspannten Tag vorzubereiten.

Ähnlich gut wirkt Bewegung. Sie wirkt sich jedoch nicht nur auf deinen Endorphinspiegel aus. Regelmäßige körperliche Aktivität kann auch deinen Dopamin- und Serotoninspiegel erhöhen und steigert dadurch auch deine Libido und damit wieder die Produktion der Liebeshormone.

Fitnessübungen kannst du auch mit Freunden oder einer guten Nachbarin machen. Schließ einfach ein paar Leute in deine Aktivitäten ein, wenn dir das mehr Freude bereitet. Jede körperliche Aktivität hat gesundheitliche Vorteile. Am effektivsten für die Freisetzung von Endorphinen ist es, wenn du dich etwas länger bewegst. Geh also wandern, oder mach einen Spaziergang von einer Stunde oder länger. Es wird dir guttun!

Und lache. So viel du kannst. Allein oder mit anderen. Lachen hilft, Angstgefühle und Stress abzubauen und schlechte Stimmungen in Luft aufzulösen. In der Gemeinschaft lacht es sich am besten, vielleicht beim gemeinsamen Erzählen während des Kochens und Essens in einer schönen Atmosphäre.

Bestimmte Lebensmittel können sich auch auf den Hormonspiegel auswirken. Wenn du daher eine Mahlzeit planst, um einen glücklichen Hormonschub zu erzielen, und am Ende des Abends mit Sex belohnt werden möchtest, solltest du eher auf würzige Gerichte zurückgreifen. Achte darauf, dass die Mahlzeit dennoch ausgewogen ist, weil du damit noch viel mehr Gutes bewirken kannst – für Körper und Seele.

EIN KLEINER TIPP

Lebensmittel wie Bohnen, Eier, Fleisch und Mandeln stehen mit der Freisetzung von Dopamin in Verbindung. Lebensmittel mit hohem Tryptophangehalt – dazu zählen unter anderem Kimchi und Sauerkaut – können ebenfalls Glückshormone freisetzen helfen.

Glück kannst du nicht immer beeinflussen. Aber auf deine Hormone kannst du Einfluss nehmen. Das Tolle am Körper ist, dass er spüren kann, wenn wir mehr oder weniger von etwas brauchen, weil alle unsere Systeme zusammenarbeiten, um uns zu regulieren. Pass auf deinen Körper auf, denn du bist die Person, die dich am besten kennt.

Musik ist eine Schönheitstherapie!

»Musik wäscht die Seele vom Staub des Alltags rein«, schrieb Berthold Auerbach. Die Macht der Töne begleitet uns seit jeher von Geburt an. Musik berührt unsere Emotionen. Sie bewegt unsere Gefühle. Begeistert tanzen und hüpfen wir zu lauter und fröhlich klingender Musik. Allein mit guter Musik und einem ansteckenden Rhythmus können ganze Hallen voller Menschen zum Beben gebracht werden.
Oft wissen wir nicht, welche Gefühle Musik in uns auslösen kann. Menschen aus den verschiedensten Kulturen und Sprachräumen können gleichermaßen feststellen, dass ein Lied sie wütend, glücklich oder traurig macht, und auch entscheiden, ob sie diese Gefühle als positiv oder negativ bewerten. Nicht umsonst wird Musik die Sprache der Seele genannt. Sie berührt uns tief, kann uns sprachlos machen und spricht mit unseren Emotionen.

Musik ist eine universelle Sprache, aber wir achten nicht immer genug darauf, was sie sagt und wie sie verstanden werden will. Dabei löst Musik so reich nuancierte Emotionen in uns aus, die wir zu unserem Vorteil nutzen sollten. Wir kommen mit Musik in die unterschiedlichsten Stimmungen hinein – und können das mit der Auswahl der Songs, die wir hören, bewusst steuern. Musik bringt uns Schwung, da uns der Rhythmus indirekt vorgibt, wie wir uns fühlen können.

Vielleicht kennst du auch diesen Moment, wo du die Musik laut aufdrehst, während du deinen Haushalt machst. Unbewusst willst du einfach das Schöne mit deinen täglichen Verpflichtungen verknüpfen und Spaß an der Arbeit haben. Wenn wir glücklich sind und von der Musik gepusht werden, arbeiten wir schneller, und es macht uns nichts aus.

Musik ist heilsam für unser Herz, weil sich bestimmte Melodien und Rhythmen positiv auf unsere Gefäße auswirken. Unsere Blutgefäße vergrößern sich, wenn wir uns gut fühlen, und dies führt zu einer besseren Durchblutung des Körpers. Natürlich klappt das nur bei Musik, die wir mögen und die uns positiv stimmt. Denn Musik ist mächtig und kann unsere Gefühle stark in beide Richtungen beeinflussen. Und damit natürlich auch unsere Ausstrahlung, unsere Schönheit und unsere Haut.

Sex – ganz und gar nicht überbewertet

Sex ist wichtig für die Gesundheit und das Wohlbefinden. Und er ist wohl eine der spannendsten und schönsten Seiten des Lebens, neben der Tatsache natürlich, dass er einen wesentlichen Part unserer Fortpflanzung darstellt. Er macht uns viel Spaß und fördert unsere Gesundheit. Sex kann tatsächlich sehr heilsam sein und das Immunsystem auf Trab halten. Drei- bis viermal pro Woche Sex soll sogar aus medizinischer Sicht sehr empfehlenswert sein.

Wusstest du, dass sexuell aktive Menschen weniger krank sind und vitaler ihrem Job und dem Alltag nachgehen? Sexuell aktive Menschen, insbesondere wenn sie in einer harmonischen und liebevollen Partnerschaft leben, haben einen stärkeren Schutzmantel gegen Viren, Bakterien und andere Eindringlinge. Je mehr schönen und liebevollen Sex du hast, desto besser sind deine Gesundheit und deine Ausstrahlung.

Guter Sex ist auch eine spezielle Form des Trainings für dein Becken. Eine gut trainierte Beckenbodenmuskulatur verbessert nicht nur deine Blasenkontrolle – im Alter wirst du weniger dem Risiko einer Blaseninkontinenz ausgesetzt sein –, du wirst auch einen wesentlich besseren Orgasmus haben, der durch die Kontraktion dieser Muskeln verstärkt wird. Es ist kein großes Geheimnis, dass Menschen mit einem gesunden und liebevollen Sexleben glücklicher sind.

Ein Orgasmus erhöht den Östrogenspiegel, was zu gesundem Haar und gesunder Haut beiträgt. Östrogen macht deine Haut dicker, feuchter und faltenresistenter und hält auch den Kollagenspiegel aufrecht, wodurch die Haut geschmeidig und straff bleibt. Parallel dazu produzieren die Fettzellen mehr Leptin, einen Botenstoff, der für das Sättigungsgefühl zuständig ist. Wir bekommen also schneller signalisiert, dass wir keinen Hunger mehr haben. Sex macht daher nicht nur attraktiv, sondern auch schlank.

Auch dieses Strahlen nach dem Sex, von dem oft die Rede ist, existiert tatsächlich. Wenn du Sex hast, steigt nämlich deine Herzfrequenz und die Durchblutung in deinem Körper. Ein guter Durchblutungsfluss bringt mehr Sauerstoff in alle Zellen, wodurch die Haut vitaler und etwas gerötet aussieht.

Wusstest du außerdem, dass Sex deine Brüste größer aussehen lässt? Beim Sex können sie um bis zu 25 Prozent ihrer Größe anschwellen. Auch die Höhe der Brustwarze kann sich um einen ganzen Zentimeter nach oben verschieben. Diese Veränderungen können zum Beispiel auf die höhere Durchblutung beim Sex zurückgeführt werden, außerdem hängt Östrogen mit dem Wachstum des Brustgewebes zusammen.

Beim Orgasmus wird zusätzlich unser Liebeshormon, das Oxytocin, in großen Mengen ausgeschüttet, dadurch wird das Hauptstresshormon, das Cortisol, gemindert. Die meisten von uns leben in Städten, wo man viel Cortisolbildung ausgesetzt ist. Neben regelmäßigem Spazierengehen solltest du also unbedingt hin und wieder mit deinem Lieblingsmenschen sinnliche Zweisamkeit genießen. Sex kann deine Sinne entfalten und dich in einen Zustand der Glückseligkeit versetzen.

EIN KLEINER TIPP

Küssen ist nicht nur pure Romantik, sondern auch ein kleines Wundermittel für die Ästhetik. Denn durch langes Küssen wird unsere Speichelproduktion angeregt. Speichel ist reich an Immunglobulinen, also körpereigenen Antiköpern, die viele Krankheitserreger abtöten. Außerdem hat Speichel eine sehr intensive Wirkung gegen Kariesbakterien und kann den Zahnschmelz mineralisieren. Wird die Speichelproduktion durch genügend Flüssigkeit und intensives Küssen gefördert, halten wir damit auch unsere Zähne schön.

Die Liebeshormone sorgen außerdem dafür, dass wir einen flachen Bauch bekommen und beibehalten können. Sex hilft, Kalorien zu verbrennen und kann deinen Körper richtig schön in Form bringen. Sämtliche Wohlfühlhormone, die auf dem Weg zum Orgasmus freigesetzt werden, machen dich entspannter, freundlicher, geduldiger und liebevoller. Endorphine reduzieren den Stress und mit dem aktivierten Testosteron – Frauen tragen auch etwas Testosteron in sich – kannst du bei der

Arbeit bessere Leistungen erbringen. Wir können davon ausgehen, dass Sex samt Orgasmus eines der besten Heilmittel für unseren Körper ist.

Ein wichtiger Punkt für ein schönes Aussehen und Attraktivität ist natürlich auch ein intaktes Selbstbewusstsein. Das bedeutet nicht, dass du eingebildet sein sollst, sondern vielmehr, dass du dich gut in deinem Körper fühlst und dir selbst vertraust. Menschen, die wissen, was sie wollen, sind in der Regel attraktiv. Sex und Meditation aktivieren ähnliche Bereiche im Gehirn wie das Selbstvertrauen. Dieselben Vorteile, die du von der Meditation erwarten kannst, gehen auch mit großartigem Sex einher: Du fühlst dich im Einklang mit dir selbst und der Welt um dich herum. Deine innere Führung wird gestärkt. Du fühlst dich ruhiger, kreativer und kannst alltägliche Probleme klar und deutlich reflektieren und strategisch angehen.

Oft zeigen Paare nach dem Sex eine Tendenz zum schnellen Einschlafen, ausgelöst von den Liebeshormonen. Oxytocin ist in der Tat ein natürliches Schlafmittel. Vor allem Männer können schon zwei oder drei Minuten nach dem Sex in einen tiefen Schlaf fallen. Lieber also Sex statt Schlafmittelchen, oder?

Solltest du der Meinung sein, für Sex schon längst die Altersgrenze überschritten zu haben, dann täuschst du dich gewaltig. Natürlich haben wir beim Sex im Alter in der Regel andere Bedürfnisse und Prioritäten als in jüngeren Jahren. Dennoch kann Sex auch im Alter sehr prickelnd und wunderschön sein.

Zehn Angewohnheiten, die schlecht für deine Haut sind

»Unser Körper ist die Harfe unserer Seele«, schrieb Khalil Gibran. Und umhüllt wird er bekanntlich von der Haut. Wir haben dir in diesem Buch viele Möglichkeiten gezeigt, wie du mit dem Beauty-Taping deine Haut länger jung halten kannst. Aber wir haben dir auch näherbringen wollen, dass das Tapen nichts bringt, wenn du einem ungesunden Lebensstil folgst. Dein ganzer Körper und dein Geist müssen harmonisch miteinander arbeiten können. Deshalb haben wir hier kurz und bündig noch einmal zusammengefasst, welche Hindernisse dir auf dem Weg zu einer schönen und strahlenden Haut im Weg stehen können.

1. Zu viel unbewusste Mimik

Unbewusste und bestimmte Bewegungen oft wiederholende Mimik hinterlässt auf die Dauer Spuren. Beim langen Fokussieren beispielsweise, wie beim Schauen auf das Smartphone, kann sich ein Ausdruck auf der Haut manifestieren: Falten.
Tipp: Entspanne dich mehrmals am Tag, indem du sanft mit deiner flachen Hand deine Stirn lockerst.

2. Ungünstige Schlafposition

Auch beim Schlafen kannst du dir unschöne Falten heranziehen. Seitenschläfer und Bauchschläfer zerknautschen ihre Haut regelrecht, was zu einer schnelleren Hautalterung führt. Kollagenfasern werden durch gequetschte Haltungen belastet.
Tipp: Neben den Applikationen gegen Krähenfüße und Kissenfalten solltest du versuchen, auch immer wieder für eine Weile auf dem Rücken zu liegen. Jeden Tag etwas mehr, bis sich dein Körper daran gewohnt hat, in Rückenlage zu schlafen. Aufgrund der Schwerkraft strafft sich so die Haut auf deinem Gesicht und im Brustbereich. Die Umgewöhnung lohnt sich.

3. Zu wenig Wasser

Heutzutage trinken die meisten viel zu wenig Wasser. Der Körper leidet darunter und das größte und ihn schützende Organ, die Haut, wird schneller schlaff und alt. Wassermangel führt zu einer schlechteren Durchblutung und dehydriert die Haut. Das zieht Falten nach sich.
Tipp: Trink mindestens acht große Gläser Wasser über den Tag verteilt, um deine Haut immer feucht zu halten und deinen Körper zu entgiften.

4. Zucker und zu viele Kohlenhydrate

Haushaltszucker und andere einfache Kohlenhydrate in der Ernährung sind – vor allem im Übermaß – gesundheitsschädlich und belasten deinen Körper. Außerdem fördern sie entzündliche Prozesse.
Tipp: Eine Ernährung mit wenig Kohlenhydraten ist das Beste, was du tun kannst, um den Alterungsprozess zu verlangsamen.

5. Zigarettenkonsum

Rauchen ist eine der schlimmsten Angewohnheiten. Rauchen zeigt sich vor allem im Gesicht, und das schon relativ früh. Die Gefäße erweitern sich, der Teint wird fahl, frühe Falten aufgrund der freien Radikale entstehen, die durch das Rauchen in deinen Körper gelangen.

Tipp: Zünde dir die nächste Zigarette gar nicht erst an, und wirf die restlichen Kippen, die du noch hast, in den Müll. Keine Kosmetik, kein Taping und keine noch so tollen Nahrungsmittel können dir so viel Antioxidantien verabreichen, wie dein Körper zum Ausgleich des Zigarettenkonsums braucht. Rauchen macht einfach alt!

6. Alkohol

Einem kleinen Kind würdest du niemals Alkohol einschenken, wenn es Geburtstag hat. Warum aber solltest du ihn dann selbst trinken? Durch Alkohol wird dein körpereigenes Vitamin A abgebaut, und das brauchst du aber, um Kollagen zu bilden. Bei übermäßigem Alkoholkonsum zerstörst du deine Hautstruktur. Das Resultat ist eine schlaffe Haut. Alkohol lässt dich auf Dauer sehr ungesund und unästhetisch aussehen. Von den Folgen an den Organen ganz abgesehen.

Tipp: Es gibt leckere und gesunde Getränke, die unsere Haut und unsere Schönheit unterstützen: Wasser mit Zitrone, Aloe-vera-Trinkgel, grüne Säfte …

7. Schlafen mit Make-up

Auf die Dauer tötest du deine Haut regelrecht, wenn du vor dem Schlafengehen dein Make-up nicht gründlich entfernst. Deine Haut kann unter Schichten aus Schminke nicht atmen und sich demnach auch nicht regenerieren. Ihre Elastizität lässt nach, und ohne Festigkeit hängt sie schlapp von deinem Gesicht.

Tipp: Entferne jeden Abend gründlich dein Make-up. Anschließend solltest du eine sanfte, naturbelassene Feuchtigkeitscreme auf Gesicht, Ohren sowie Hals und Dekolleté auftragen.

8. Falsche Gesichtsreinigung

Duschbad und normale Handseife haben in deinem Gesicht nichts zu suchen. Verwende am besten sanfte und naturbelassene Reinigungsprodukte, um deine Hautstruktur nicht zu schädigen.

Tipp: Verwende zwei-, dreimal pro Woche ein sanftes Peeling, um abgestorbene Hautschüppchen zu entfernen. Achte darauf, Peelings nur sparsam zu benutzen, da zu viel Exfolieren deiner Haut schadet.

9. Zu heiß baden oder duschen

Ein entspannendes Bad oder eine heiße Dusche, das hört sich verführerisch gut und gesund an, aber nicht für deine Haut. Zu heißes Wasser spült nämlich den natürlichen Schutzmantel weg und trocknet die Haut aus.

Tipp: Versuche nach dem Bad zumindest ein kurzes kühles Abduschen. Es bringt deinen Kreislauf in Schwung und fördert die Durchblutung. Das hilft auch der Haut.

10. Das Sonnenbaden übertreiben

Sonnenbaden mit seinen UV-Strahlen ist die Hauptursache eines frühzeitigen Hautalterungsprozesses. Wenn du dich der Sonne aussetzt, ob im Sommer oder Winter: Nutze eine Sonnenschutzcreme für Gesicht und Handrücken.

Tipp: Vermeide stundenlange direkte Sonneneinstrahlung auf deiner Haut. Benutze Sonnenhut und auch eine Sonnenbrille, um das permanente Augenzukneifen zu vermeiden (es fördert Krähenfüße).

EIN KLEINER TIPP

Im Winter haben wir viel weniger Sonneneinstrahlung als in den wärmeren Jahreszeiten. Daher macht es Sinn, sich Tageslichtlampen anzuschaffen, um auch in den kälteren Jahreszeiten den Serotoninspiegel zu erhöhen. Sollte die Sonne scheinen, dann steig auf dein Fahrrad oder geh zu Fuß raus, um deine Stimmung zu verbessern.

Nachwort

Denken wir an Schönheit, fallen uns Göttinnen wie Aphrodite oder historische Persönlichkeiten wie die ägyptische Königin Kleopatra ein. Insbesondere von Kleopatra meinen wir zu wissen, dass sie mit Leib und Seele einem Schönheitsideal nachging, das sie selbst kreiert hatte. Der altgriechische Philosoph Plutarch beschrieb sie so: »Ihre Schönheit an sich fand wohl ihresgleichen und vermochte nicht, durch den bloßen Anblick zu berücken, in der Unterhaltung übte sie dagegen eine unwiderstehliche Anziehung aus. Der Zauber ihrer Rede, die geistige Anmut ihres ganzen Wesens verliehen ihren Reizen einen Stachel, der sich tief in die Seele eindrückte.« Merkst du was? Schönheit war bei ihr nicht das Hervorstechende. Vielmehr ist von einer sehr selbstbewussten und äußerst intelligenten Frau die Rede. So ist Selbstbewusstsein wirklich eine sehr besondere Eigenschaft, mit der wir uns als schön präsentieren können. Wenn du von dir und deiner Persönlichkeit überzeugt bist, strahlst du das aus. Die selbstbewusste Ausstrahlung verleiht dir einen besonderen Glanz wie damals Kleopatra.

Daher: Steh für dich und deine Persönlichkeit ein. Ernähre dich ausgewogen und gesund. Geh raus in die Natur, und schrei deine Freude laut hinaus. Unterstütze deine Gesundheit und deine Schönheit mit den einfachen Methoden und Applikationen, die wir dir in diesem Buch mitgegeben haben.

Jetzt weißt du endlich, wie einfach es ist, schön zu sein.

Wir würden uns freuen, wenn du uns bei Instagram folgst. Hier kannst du auch laufend neue Applikationen entdecken: @beauty_taping.de

Beauty-Taping Akademie

Dieses Buch ist eine wunderbare Einführung in die bunte Welt des Beauty-Tapings. Aber es ist nur der Anfang. Denn die möglichen Anwendungen von Kinesio-Tapes für deine Schönheit und Gesundheit sind so vielfältig, dass sie unmöglich in einem einzigen Buch Platz finden können.

Darum haben wir die Beauty-Taping Akademie gegründet. Hier bieten wir umfangreiche Ausbildungen für Heimanwender und Profis an. Beauty-Taping eignet sich nämlich nicht nur perfekt für den Einsatz zu Hause. Es ist ein ebenso attraktives wie lukratives Angebot für Therapeuten und Beauty-Spezialisten aller Art.

In unseren Ausbildungen zeigen wir dir die ganze Fülle an Möglichkeiten und lehren dich z.B. Applikationen für ein faltenfreies Gesicht, für einen flachen Bauch und eine schlanke Taille, für straffe Beine und einen knackigen Po, sowie gegen körperliche Beschwerden aller Art.

Du findest unser aktuelles Ausbildungsangebot auf: **beauty-taping.de**

Wir freuen uns darauf, auch dich bald in unserer Akademie begrüßen zu dürfen.

Die Autorinnen

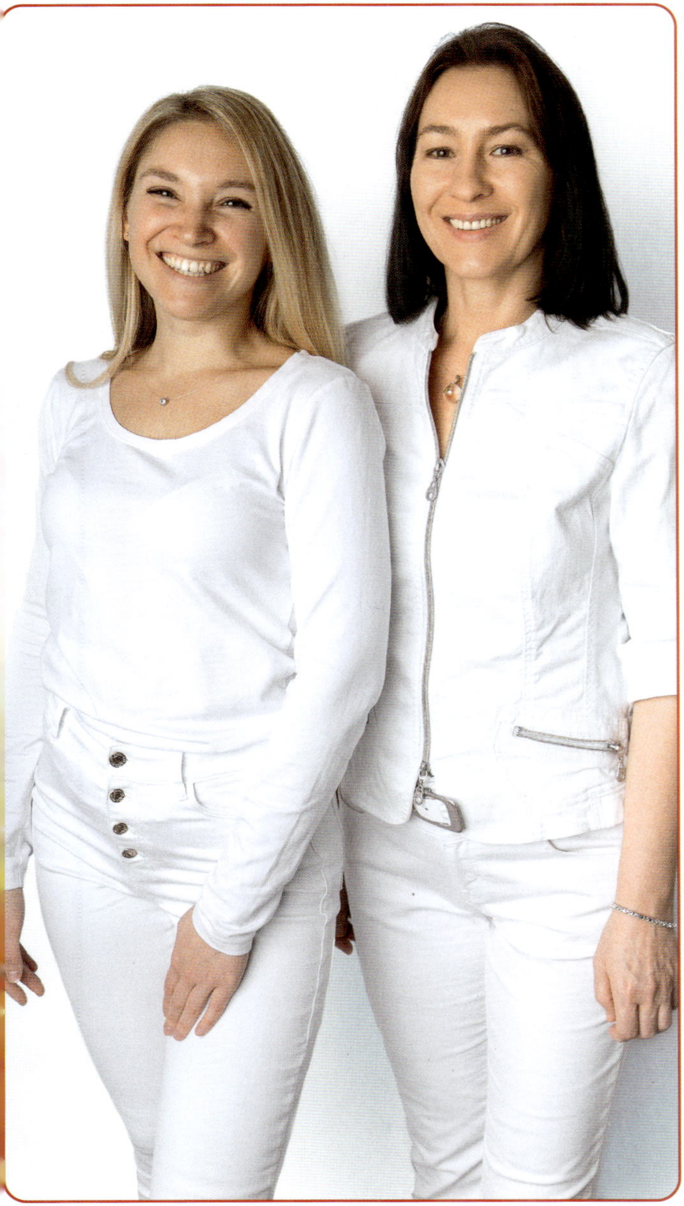

Lumira (rechts) wuchs in Kasachstan und der Ukraine auf, wo sie bereits als Kind russisch-schamanische Heilweisen kennenlernte. Auf dieser Basis entwickelte sie in ihrer Wahlheimat Deutschland ein modernes System natürlicher Selbstbehandlung und ein umfassendes Programm zur Förderung der geistig-seelischen Entwicklung.
Sie leitet Live- und Online-Seminare im In- und Ausland und unterhält eine Beratungspraxis in Bayern.

Anna Stadler ist russische Fachärztin für Zahnmedizin sowie Mund-, Kiefer- und Gesichtschirurgie und qualifizierte Expertin für Kinesio-Taping. Sie leitet Live- und Online-Seminare im In- und Ausland.

Kontakt & Infos:
www.beauty-taping.de
Instagram: @beauty_taping.de
YouTube: Lumira HEALING
www.lumira.de

GANZHEITLICHE GESUNDHEIT UND EIN STRAHLENDES AUSSEHEN

BÜCHER VON LUMIRA

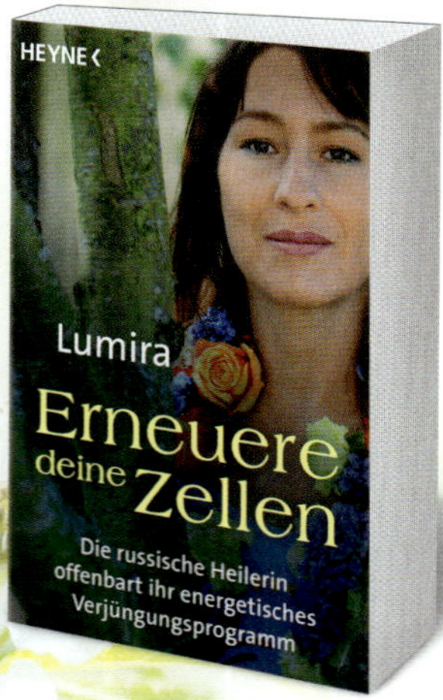

ISBN 978-3-453-70309-4
HEYNE

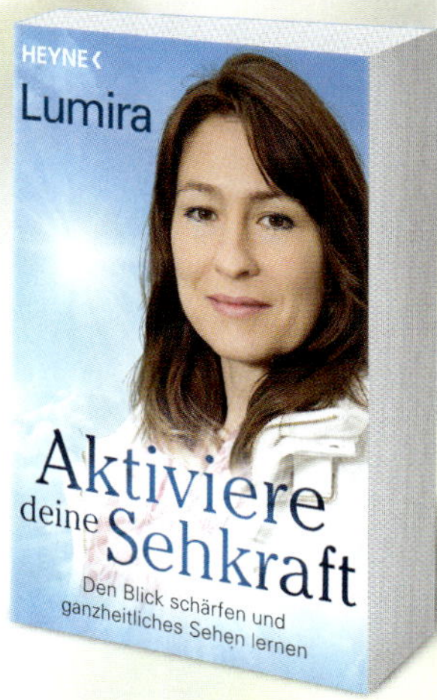

ISBN 978-3-453-70334-6
HEYNE

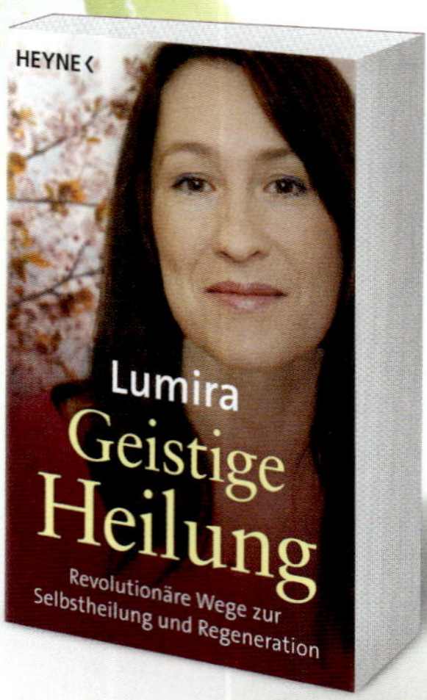

ISBN 978-3-453-70307-0
HEYNE

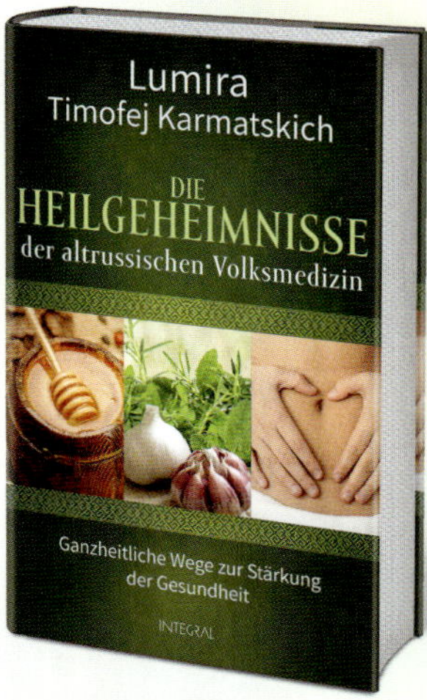

ISBN 978-3-7787-9293-3
INTEGRAL

HEYNE INTEGRAL